大脑,你在忙什么?

徐　刚 ◉著

刘令仪 ◉修订

天津出版传媒集团

天津科学技术出版社

著作权合同登记号:图字 02 – 2014 – 01 号

本書由臺灣遠足文化事業股份有限公司/方舟出版正式授權

图书在版编目(CIP)数据

大脑,你在忙什么? / 徐刚著. —天津:天津科
学技术出版社,2014.4
ISBN 978 – 7 – 5308 – 8827 – 8

Ⅰ.①大… Ⅱ.①徐… Ⅲ.①脑科学 Ⅳ.
①R338.2

中国版本图书馆 CIP 数据核字(2014)第 062803 号

责任编辑:孟祥刚 房 芳

编辑助理:韩 涵

责任印制:王 莹

天 津 出 版 传 媒 集 团
━━━━━━━━━━━━━━━━出版
天津科学技术出版社

出版人:蔡 颢

天津市西康路 35 号 邮编 300051

电话(022)23332392(发行科) 23332369(编辑室)

网址:www.tjkjcbs.com.cn

新华书店经销

唐山天意印刷有限责任公司印刷

开本 710×1000 1/16 印张 17.5 插页 4 字数 100 000
2014 年 5 月第 1 版第 1 次印刷
定价:29.80 元

大脑的的发达情况是脊椎动物进化的标志。人之所以为万物之灵，就是因为有发达的大脑。脑虽然是神经系统的一部分，但并非无足轻重的一部分，它指挥着躯体的各种动作，有的非常精细，甚至是常人难以

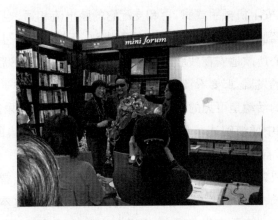

（照片为作者参加本书繁体版在台湾的首发仪式）

想象的；它也给人以永无止境的想象力，自古以来的发明家创造出无数繁简的物件，供给我们享用。今天，我们无法想象没有电脑和手机的日子，即使它们再能干，不也是人脑创造出来的吗？

学过解剖学的人都知道，骨骼、肌肉、肝、肾等等离体以后，可以看得清清楚楚，而且可以触摸得到，心脏血管也是如此。但是大脑的结构就不那么容易了，需要在制成标本的瓶子外面隔瓶相望。至于神经系统的传导，就更让人费劲琢磨，需要发挥想象力了。

拜读了徐刚教授的《大脑，你忙什么？》一书，我感触良多。徐刚教授是内科专家，又是耄耋之年，况且身染顽疾，能够把神经系统的尖端部位——大脑的解剖和功能用大众理解的图文形式讲解清楚，实难可贵。医学的分科越来越细，过去的大内科、大外科已经分成了若干分支。病人到医院看病，有时不晓得到哪科就医。目前提出了"整合医学"的概念。整合医学不是全科医学，是在各个医学分支基础知识上的升华，是对人体各个系统疾病的综合了解，需要有高深的医学功底。徐刚教授的这本书，可以说是整合医学的范例。

大脑有些部位是手术的禁区，其繁杂的功能也是人们难以想象的。我在医学院就读的时候，学到肌电生理，就想将来给失去

手、脚的人安上机械手或脚,再和支配它的脑电流相通,岂不就是人体上的机器手或是机器脚了吗? 后来因为条件不成熟,无法研究下去,到目前也没有研制出能够随心所欲地安在残肢上的机器手或脚。阅读本书后确有启发,是否会促进这方面的发展,那要看读者的领会了。

人们的活动是可见的,但是思维活动,如喜、怒、哀、乐的情绪是如何产生和表现的,书中详细阐述了如何控制和改变这些难以捉摸的内心世界。掌握以后,"情商"自然会提高。

望子成龙是目前广大家长的心愿,培训班、提高班、智力开拓班比比皆是,忙坏了家长,累坏了孩子。是否能有效,只有天知道。这本书在"怎样平衡两脑功能? 如何训练天才儿童?"中,用通俗的语言、个人的实例,告诉读者如何开发两个脑半球,智商不也就提高了吗? 智商和情商都高超的人,不是天才也很难!

《大脑,你忙什么?》一书在台湾发行后,深受读者欢迎,成为畅销书。因为本书能够把奥妙的大脑和人们的内心活动、生活行为联系起来,受益匪浅。也是这个原因,出版中文简体文字版本,可以让更多人阅读。

我有幸在本书的中文简体版出版过程中参与修订和补充的工作,是一次很好的学习机会。在此,祝徐刚教授健康、长寿,希望他能够有更多的精力,写出更精彩的作品,丰富整合医学的内容,给人以启迪,为开拓思路提供方向,为医学的发展奠定基础。

刘令仪

2014 年 2 月 5 日

第一部分 大脑"发神经" ·························· (9)

第二部分 认识自己 ·························· (33)

第四部分　脑与疾病

目录

揭开颅骨，愿为大脑与医学之间的胼胝体

欣读徐刚教授的大作《大脑，你在忙什么？》，无论信而有征或信而有讯，莫不拍案叫绝，萦回不置！中枢神经是全身的主宰，其复杂性自不待言，一般学子都望而却步。作者因之独辟蹊径，抽丝剥茧，娓娓道来，幽默风趣，庄谐并陈，而且内容新颖丰硕，一扫一般科学书籍的说教面目，雅俗共赏，时时莞尔，时时捧腹，自任读者去个别领会。

大脑是全身的主控中心，作者首先排除了味如嚼蜡的"解剖学"，精要地点出大脑皮层与其下各神经核之间的联结和回馈，以及各种神经激素的协同作用，提纲挈领，梗概清晰。全书分题目过百，逐一回答，彼此环环相扣，一气呵成，实为空前壮举！

作者以生花妙笔，启人寻思，我亦不免意想联翩，在此也举一二端为例。

大脑分左右两个半球，中间以胼胝体相隔，各有其功能。一般人多善用右手，对应的是左脑，人体的语言中心和逻辑思考都在左脑；而有关环境适应力和抽象概念的理解，则多在右脑，双方合作无间，相得益彰。

倘若胼胝体的交流管道中断，人体便会有各种失调和病症出现。据闻有人尝试培养所谓"天才儿童"，设法训练其右脑，期兼具左脑同等的智能，成为资质优异的人才。我个人认为过度强求可能会徒劳无功，甚至产生后遗症。人脑之精巧犹如天造地设，大脑自成一个小宇宙，左右各有特色，相辅相成。关键是两脑的平衡发展，而不能只训练一边，或过度刺激一侧大脑。

作者谈到肢体活动或职业倾向可影响脑部，例如计程车司机的后脑通常较为发达；此外，又提及现代医学诊断仪器的日新月异，两者不禁勾起我想起一件陈年往事。有一次在台北街头行走，忽然听见有人连声呼叫我的"职称"，自远而近，回头只见一辆计程车急驶而来，到眼前戛然而止，竟是我

当年在高雄二总医院任职时所治疗的一位老病人。我曾经多次对他加以管束和谈话，也曾经开会讨论并施以电击疗程，是一位不折不扣的妄想型精神分裂症患者。在迟疑间，他催我上车，送我平安到达目的地，并且拒收车费。我也趁机拉住他攀谈许久，发现他除了言语略显夸张以外，与之前治疗时已判若两人。

他出院后也曾经过一番困顿，目前仍是单身，却善心地领养了一个男孩，现已六岁，生活还过得去。从一个原本无法自理的精神疾病患者，到现在既能正常工作，还能照顾孩子成长。这件奇遇使我这位"专家"瞠目结舌，不知所以！心想，倘若当年就有今日的诊断设备仪器，能将这位病人的康复情况做前后比对，也许可能发现一些治疗上的新契机吧！

徐刚教授除了本书《大脑，你在忙什么？》以外，更透露了准备问世的续集大纲，内容深入而先进，亦值得读者拭目以待！

承徐刚教授嘉许个人拙著，虽制版而未发行之《脑与生活》一作，早成昨日黄花，既感且愧！成嘱谨为序，愿此书同样能代我加惠广大读者。

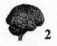

【推荐序2】

像诗一样地统合愉悦与真理

——台湾前外事部门负责人、葡萄酒专家 扬子葆

有幸抢先拜读徐刚教授新作《大脑，你在忙什么？》，深感趣味盎然。一口气读完，余韵绵长，脑海里浮现的第一句话，竟是18世纪英国作家山谬尔·强生（Samuel Johnson，1709—1784）关于"诗"的定义："统合愉悦与真理的艺术"。

徐刚教授是跨界发展的奇人。他本人是胸腔内科的专家，也是生理学学者，而令人赞叹的是他竟愿意同时认真研究、分析大脑，并以深入浅出的笔法、活泼生动的比喻，信手拈来生活之中的实际案例对照印证，不但让像我这样的外行人都能清楚地理解这一门艰涩的学问，更让我们享受到时下科普著作里不容易发现的阅读乐趣。有趣，或者说是"有趣的科学"，正是这本书最珍贵的价值。而我更觉得，在"真理"与"愉悦"之间自在从容地跨界游走，其实也才是徐教授最值得我们这些后辈虽不能及，却心向往之的典范。

因为愚鲁的我们往往只顾低头汲汲追求真理与成就，却忘了抬头欣赏人生的全景，忽略了生命中应该有的自知、自信和愉悦。诚如美国心理学家罗伯·强生（Robert A. Johnson）所警告的：大家都罹患了"戴奥尼索斯式营养不良"（Dionysian malnutrition）。

罗伯·强生在他的著作里说："我们的社会注重思考与行动、进步和成功，凌驾于一切之上。我们勇往直前，瞄准顶尖排名，不论做什么都想拿第一。如果某件事物没有金钱上的价值，或缺乏具体回报，很可能就排不上优先次序。我们偏爱能完全控制的情境，而讨厌那些无法掌控的事物。"

当然，秩序、进步与成功都很重要，但是过度强调关于客观化、标准化与控制的需求，灵魂不免受到折磨，而我们要是无法放松、错过愉悦，就很可能与直觉、同理心、感受力与创造力等珍贵而无法度量的另一个领域擦肩而过了。

《大脑，你在忙什么？》这本书谈的不只是脑神经、脑化学或脑细胞等令人望而却步的专有名词，而是基于了解后，能

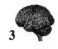

轻松面对真实生活的解放，更有效地预防老年痴呆，更正面地面对自身的限制，更科学地理解自身的潜力……乃至于能更进入状况地享受性爱，享受现代科技，享受美食美酒，享受真实生活。

这本书也让我以另一个角度了解到，为什么好友徐涛，威盛电子的副总裁，海峡两岸信息与通讯高科技界的悍将，居然中年以后人生大转折，在河北省怀来建立葡萄酒庄，一心一意精英葡萄酒产业，爱恋起土地、农业与葡萄酒来了。

涛兄是徐刚教授的公子，他们父子俩一脉相承"跨界"的兴趣与本事，让我钦佩不已。而自己因为与涛兄相识，得以先睹此本好书，也深感庆幸。徐教授在书中原有酒精上瘾的篇章，经我建议，慨然增补葡萄酒专文"法兰西怪事"，篇幅从原来的100问，跨过界限，成为101问。因能参与了本书盛事，似乎值得举杯欢庆。

为庆贺徐教授出书，让我引用这篇序文里第三位强生：英国酒评家休·强生（Hugh Johnson）议论葡萄酒全球化的话语来做结论："葡萄酒推动文明的进步，它促进遥远文化之间的接触，提供贸易的动机与工具，让陌生人们以高昂的情绪与开放的心胸相处互动。"

按照徐刚教授的建议，一杯100 ml的适量葡萄酒，微有醺意，读起《大脑，你在忙什么？》，更有感觉。当你发现人脑的小空间中蕴藏的大宇宙是何等奇妙时，必当有种像诗一般地统合愉悦与真理的感动。

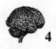

【自序】发现大脑的光热与迷失

大脑始终给人一种复杂、神秘而难以理解的印象。脑部的构造和神经功能确实复杂,加上研究方法困难,所以发展的速度比较缓慢,市面上至今仍缺乏一本通俗易懂的专门读物。目前关于脑神经的书籍,通常专有名词太多、理论艰涩,除了生物、医学系的学生不得不硬着头皮死记硬背,一般人都望之生却,避之唯恐不及,所以真正了解大脑功能与病因的人很少。

世界各国先后步入老龄社会,脑卒中、脑动脉硬化、帕金森病、阿尔茨海默病(老年痴呆症)等发病率都明显增高,已然成为社会和医疗的双重问题。另一方面,如何培育出更优秀的孩子,如何培训出更杰出的精英以及如何研发出更精良的工具、仪器,也和大脑的学问有着密切的关系。

无论是想更加认识自己的心灵和性向,或是要避免抑郁、躁狂、妄想、强迫症等精神疾病,每个人都需要对脑神经科学有所认识和理解。拜文明进步之所赐,日新月异的诊断治疗新科技、新仪器、新理论、新观点大量出现,脑神经的研究硕果频传,有许多新知识、新论点不断涌现,为人类幸福带来了无限契机,掌握此时刻出版一本深入浅出,涵盖神经解剖学、生理学、心理学以及教导大众预防脑部病变和老年痴呆症的综合性新书,对广大读者的迫切需求可具有即时的帮助。

编辑本书还有一个原因,台湾医学院前院长、脑行为专家尹在信教授曾为了上述目的写了《脑与生活》一书,内容翔实精彩。但最近偶然听尹教授说该书并未出版,使我大吃一惊,详细追问之下,方知是因为学生代校错字太多,尹教授发现后因而索回,拒绝出版。尹教授做学问一向一丝不苟,但这样的好书不能和读者见面,日隔久远也错过了时效性,实为学界一大憾事。我虽是医学院的内科教授,但也是生理科的教授,和尹教授是同行、同事,虽为上下级关系,但早已成莫逆之交。我虽然年老体衰,但为了填补脑科学研究的传承与广布,决心重打鼓另开张,以最新的内容、最通俗的笔法,完成尹教授和我共同的心愿,也期望脑神经医学从此成为大众可以触及、可以用来自我保健的健康知识。

本书采用文图相衬的形式,尽量图像化以加深读者的理解和记忆,书中图片不但制作精良，而且反映出最新科技，在这里我必须向南加州大学脑神经研究组的教授和全体同仁表示万分的敬意和感谢！因为他们慨然应允我们无偿刊用他们最新成果的照片，这种伟大的国际精神是非常值得我们学习的！

我今年虚岁八十，身有两张重大伤病卡，三年前发现直肠癌，手术后化疗加中药来调养，但中途出现了蛋白尿。经过骨、肾穿刺，确诊为多发性骨髓瘤，引发全身类淀粉样变性，并已累及心脏和肾脏。即使如此，我很快度过了垂头丧气的阶段，下定决心要和时间赛跑，要和癌症抢时间。目前我还有门诊、教学和科学研究等工作，但我把撰写这本书放在首要地位，每天清晨六时准时起床开始写作，每天持续工作八小时以上，周末及节假日也照常编写此书。我的奋斗口号是："活一天就要发一天光、放一天热！"

今年一年内，我完成了两本书（另一本是《细胞能量学及量子医学》），研究了100例冠心病危险因素的研究，并写成中文和英文论文；另外，在台北和高雄分别进行了多场学术演讲，这些都是日常医疗、讲课、研究以外完成的。我坚强的意志使脑力不衰，而且感觉更加活跃，也终于顺利地完成了这本书的编写任务，准时出版发行了。

在本书的酝酿和写作过程中，承蒙出版社的协助，使本书在不失专业性的同时，更适合读者快速理解和吸收，在此我要特别表示由衷的感谢！此外，关于前面提到亦师亦友的尹在信博士替我审校并写序，前外事部门负责人扬子葆先生的专文赐教，这都是我永远不会忘记的。还有医学院朱世杰教授帮助我编写图片解说；我的同事陈昭蔚和林佳如两位硕士以及台湾大学毕业的高才生杨珮芳小姐，在许多方面给予我很大帮助，在此诚心表示谢意。

当然，我也特别感谢向广大群众推荐此书的各位专家学者，他们是本书的开路人，使这本书能够更快速地深入人群，发挥价值。我深信也期许：通过本书的发行，必定能使脑神经知识普及化，造福目前身心受困的人们，也让更多孩子和成人有机会变得更卓越、更杰出。当大家都知道如何善用大脑、保护大脑之时，人类的生命定将发挥出更高的价值，并获得更多的幸福！

徐　刚

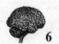

　　本书是一本专门讨论脑部结构与正常功能、异常功能以及最新研究成果的专著。过去凡是讲述解剖结构的书籍，一般都不是读者所喜爱的读物，即使是医学系学生，喜欢人体解剖课的也不多，只不过因为它是医学的基础，所以不得不读。而脑神经解剖，又比一般解剖学更特殊一些，既庞杂繁复，又艰深难懂。

　　在头颅内的狭小空间里，脑与神经密布罗织，有那么多"核""块""中心"挤在一起，要真正弄清楚它们之间的关系以及彼此间正确的位置并不容易。为此，我们在编写本书时采取了两项措施："先描绘大脑结构轮廓，再进行多元探讨；辅以先进医学图片，加以说明理解"。书中每题问答皆尽量配图辅助说明，采用先进、精良的医学科技图片和照片，在专业文字阐述之外，更清晰展示临床实证，使读者易于理解和加深印象。

　　这本书"高、新、精、尖"的品质，相当一部分就表现在这些图片上，相信读者看过之后，会记在"海马回"里终身难忘。如果大家阅完此书，看过这些图片之后，能纠正一些错误观念，并让正确的新概念在头脑中扎根，那么我们所投入的心力、汇集的专业、花费的经费，都是非常值得的！

　　为了能够让读者在轻松愉快的心情下达到"开卷有益"的效果，对于大脑的重要问题和疾病都能从根本上进行认识，我们调整了原书的题目顺序，将原书的四大部分重新整合为五大部分，循序渐进地引领大家进入大脑的神秘世界。

　　借由本书抛砖引玉，与广大读者交流所学。希望大家从书中更加了解身为人类的奥妙与潜能，善用大脑、保健大脑，并聪明远离各种脑部疾病的威胁。若行有余力，更期待有人激发出更高的智慧，为人类幸福和医疗技术做出更大的贡献！

第一部分　大脑"发神经"

【一起来活动活动你的大脑】

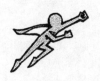

有些想法很愚蠢,但它就是出现了;
有些问题很诡异,却总是困扰着你;
有些行为很特别,怎么也停不下来……
反正,每天总是有新奇的想法冒出来。
这些都是大脑的"小"动作,你知道吗?

现在体重过重的人较多，美食摄取多，运动却不足，导致多数人都需要减肥，但是也有人即使已摄取足够的营养和热量，却总是感觉饥饿难忍，究竟是怎么回事呢？

血糖与脂肪的存量通报站——下丘脑

控制饥饿机制的中心位于下丘脑。身体各部分的情况通过内分泌，如神经胜肽等复杂的交互作用，会不断把信息传送到下丘脑。例如血糖、脂肪的浓度低了，产生饥饿的意识活化，接着寻找食物及准备进食的区域也活化并诉诸行动；进食后，血液中糖及脂肪的浓度上升，经下丘脑传至大脑，于是停止进食。

摄食机制的启动或停止，表现方式除"饥饿感"之外，还有"饱腹感"。对于需要控制饮食和热量的病人，我们会要求他多吃蔬菜、少吃饭。蔬菜中有大量纤维素，可以满足饱腹感，增加的热量却有限，可以理想地解决这一矛盾。

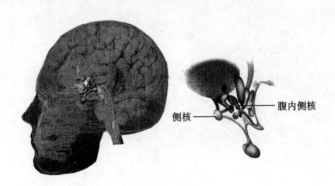

侧核 腹内侧核

饥饿

控制饥饿机制的中心位于下丘脑。下丘脑很小，只有大脑重量的 11/300，但却很重要，只要其中一个神经核出现问题，就会造成身体或精神的严重问题。例如，侧核被破坏，会厌食；腹内侧核被破坏，则会吃不停。如果不论怎么吃，还是感到饥饿，也必须考虑是否是这两个核在作怪。

大脑"发神经"

血清素过高会造成厌食

"厌食症"也是下丘脑功能失常造成的。通过脑功能性核磁共振检查显示出:边缘系统的活动信息并未传到大脑皮质,也就是说,厌食症是因为脑部信息通路出现问题,导致患者毫无饿意、拒绝进食,因而日形消瘦。

现存的研究结果指出,神经性厌食症和不正常的血清素上升有关。但是厌食症的发生,和文化也脱离不了关系。现在提倡"比瘦"、要做纸片美人,这种意识持续下去就形成精神病态,进而造成生理障碍。

虽然有些药物可以帮助解决一些问题,但主动改变自己的意识更为重要。同样,减肥也不要想单靠药物,目前尚无药物是理想的减肥药,而要从意识上彻底解决,这样才能在维持健康的原则下,获得最好的身材与脑力活动。

许多国外研究发现,一个具有良好幽默感的人,不仅身心状态比较健康,人际关系也会更加融洽。然而,幽默对脑神经运作来说,并不是简单的事。

根据相关研究指出,人的大脑要从某件事物或情境中感受到幽默,进而发出会心一笑,其过程要经历"阅读""理解""解困""回馈"等几个历程,每个历程都由脑部不同部位与神经回路进行。由于机制非常复杂,因此才会有这样的论断:幽默的人通常头脑反应比较快,智商也比较高。

迂回思维中的再发现

有学者说:幽默须有两个条件,即"惊讶"和"重新诠释"。以下举两个例子来让读者体会什么是"可意会而不可言传",而什么又是"扑哧一笑""会心一笑"。我这两个幽默的小笑话其实已经流传很广,也许读者听过也说不定。

【第一则笑话】

课堂上,老师让孩子们用"难过"造句。一个孩子想也不想地站起来说道:"我家门前有一条小河,我好难过!"

一位女同学听了以后问我,为什么这个孩子会感到难过?是否因为河水不干净?大家听了又是一阵笑声,她缺少的就是那份"想不到的惊讶"和"重新诠释的能力",换句话说,她缺少幽默感。

【第二则笑话】

乌龟受伤了,让蜗牛去买药。过了2个小时,蜗牛还没回来。乌龟急了,骂道:"再不回来我就死啦!"这时,门外传来了蜗牛的声音:"你再嚷嚷我就不去了!"

呵,幽默是很难定义的,有一个大家比较认同的理论,就是刚才说过的:幽默要有"惊讶"的成分——发现事情不像我们最初以为的那样,再来就是大脑会重新诠释原本的想法,以便吻合新情境,获得新领悟、新感受。

听不懂笑话？是哪里卡住

如果一个人老是听不懂笑话，或无法理解别人的幽默感时，从功能性核磁共振造影的图像上可以看出，这个人的脑神经回路中有"卡"住的现象，就像遇到障碍物一样，思绪无法继续运行。有些大脑前额叶受损的患者，特别是伤到右半脑的人，完全听不懂笑话，正是因为他们没有办法处理"重新诠释"这个阶段。

相对的，功能造影研究也显示，如果人们听懂一则笑话时，额叶眼眶面皮质与内侧前额叶皮质会变得活跃。幽默涵盖了感情与认知的成分在内，会牵涉到这两个前额叶区域，所以让人感觉特别舒服，因为它活化的是脑部的报偿区域——也就是对各种有趣或享乐的事（例如食物与性行为）都会产生反应的区域。

前扣带皮质及脑岛这两个区域，可能也参与了听笑话时的重新诠释过程。当某人觉得一则笑话愈好笑时，这些区域的活化程度就愈强，而且报偿区域的反应程度也愈高。此外，还有许多区域，如前额回，甚至海马回旁及杏仁核等，都参与幽默的某一阶段。

幽默的报偿，不只是让你自己觉得心情愉快而已。此外，幽默也能减低压力对心脏、免疫系统以及激素的负面影响。所以，如果你很有幽默感，恭喜你，你有可能是许多方面的赢家哦！

笑功健脑———笑，大脑细胞全都亮了！

幽默和笑话不同，其脑部结构造成笑料的机转也不完全一样。幽默和相声在许多方面倒有共同之处，我因为说过相声，所以对于相声和幽默有些了解，两者都有一个"想不到"的"关子"，相声界称"笑点"为"关子"或"包袱"。如果每一个"包袱"都引起哄堂大笑，演员的心里就有底了，最后一个"包袱"再引起满堂彩，欢声雷动，那就一定会掌声不停，非再演一个小段不可。

关于国内学者在国外文献中将幽默分成 2～3 历程来讨论的主张，我还没

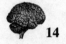

有更成熟的意见。不过，从现在的观点看，人们的情绪与疾病有非常大的关系，而幽默可以活化新、旧大脑的众多兴奋点。"笑一笑十年少"嘛，无论幽默或相声都值得大力推广。

　　台师大陈学志教授研究幽默二十年，经验丰富，即使一部分原因是看在能"活化大脑"的份上，希望其宝贵经验在国内永续传承，使相声这个祖国文化遗产不断发扬光大，引起社会的"笑"风潮，活化更多人的脑细胞。

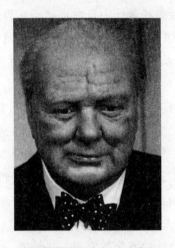

幽默的英国政治领袖丘吉尔

英国前首相丘吉尔，是非常有名的政
治领袖，他的演讲与发言经常十分幽
默，让大家留下深刻的印象。

大脑"发神经"

許多人覺得自慰（手淫）是齷齪的事，是見不得人的。所以往往是堅決否認自己曾經自慰過。有人則認為自慰一次丟失大量精液，損失大量蛋白，所以事後拼命進補。

光憑想象力也能"飛上天"

著名小說家郁達夫就曾在著作中自白自己經常自慰，事後又後悔，拼命吃雞蛋。其實，事後進補這個"丸"那個"精"的，真的能補回多少精力？倒是錢真的都流到補品商人的口袋裡去了。

無論男女，到了青春期後，在性激素的影響下，隨著正常的性發育都會自然產生性衝動和處於性飢餓狀態。他們對性問題滿懷憧憬、好奇、幻想。作為一種本能，青年男女會在性生理和性心理的驅使下，在好奇中開始自慰。由於性衝動開始時是不受大腦支配的，而是由血液中的激素水平所決定的。所以，這是一種不以人的意志為轉移的自然現象。

人從性成熟到能夠合法地滿足性要求——結婚，一般要等待七、八年或更久。而這段時間的性能量逐漸增加，總要尋找機會解除性緊張。根據生物能學的觀點，能量在不斷積累後必須及時釋放，不能總是壓抑著而不讓釋放。這就像大禹治水一樣，宜疏泄而不宜堵塞。除非在性衝動生成之前通過豐富多彩的業餘生活盡量化解或升華掉多餘的能量，不然的話，總要想辦法來宣泄這種能量。

我國古人云"食、色，性也"，人們到了一定年齡，尤其是男孩，一般都會有性慾難耐的問題。而且現在色情照片、影片無處不在，"聽""看"多了，當然也非常想"做"。但要有個合適的對象去"做"並不是太容易，"手到擒來"的辦法就是所謂的"自慰"。

適度自慰並不是什麼壞事。對一個心身健康的人來說，適度的自慰並無害處。特別是夫妻長期分離、女方有病、妊娠禁慾、婚後夫妻間的需求差異，不可能完全一致，某一方有時也會以此種方式來彌補其不足。那麼，此時用自慰的办法是较为现实的。自慰也是某些性功能障碍的治疗手段之一。未婚的健康成年男女，每月有规律地自慰 2～4 次，以解除心理上的或生理上的满足，对健康不会有影响。

自慰不是在爱自己，而是在害自己

说老实话，大约有九成的成年男性都做过自慰（女性也有，不过略少）。问题是，如果频繁自慰，养成习惯、成瘾了，那就糟了，结果多半是造成神经衰弱，男性婚后会发生阳痿、早泄的问题，不仅伤害健康，还可能失去婚姻。我们知道，食量要有节制，食物品种要多样。暴饮暴食、贪食、偏食不也是影响健康的吗？性也是同样的道理。

过度自慰的危害之处在于初期不易察觉症状，等到开始出现畏寒、手脚冰冷、男性勃起硬度不足、射精时间越来越短时，已经都算是严重的症状了，并非一时虚弱而已。就好像《红楼梦》中的贾瑞，最后落得那样的结局。

治疗方式不是吃这个丸、那个精的，而是下定决心断绝过度自慰，多多锻炼体力，把情感和精力转移到工作学习、运动休闲或其他嗜好上，少接触情色信息，养成良好的睡眠习惯，这些都是克服自慰的有效方法。

性爱从开始至高潮结束，都是神经内分泌在操控、导演的。其中的精密与复杂，比起某些导演的工作，绝对是有过之而无不及。

失控的矜持，催产素也疯狂

脑部额叶和顶叶的中央前后回，即运动、感觉皮质区的戏份很重。从前戏开始，所有的抚摸、亲吻以及各种性爱前戏的挑逗动作，其美好的感觉都被传送到中央后回。由于嘴唇、生殖器所感受到的刺激最多，所以它们在"人体地理图"中也特别大，"圣人"见到此图大概也会百口莫辩，只好说"食色，性也"吧！

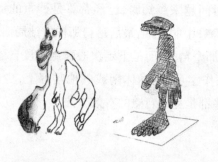

身体图

依身体各部分在大脑皮质感觉区所占比例描摹下来的人形，被称为"身体图"。

这两幅身体图中的"小怪人"的共通点是嘴大、手大、生殖器大，显示这几个部位比较常用。

在性爱过程中，催产素的作用也很重要。受到性爱刺激后，下丘脑大量制造催产素并释出到血液中，会使大脑产生飘飘欲仙的感觉。有人认为女人会叫床，就是它的关系。女性在高潮和生产时都会喊叫，这种喊叫是控制不住的，再端庄、稳重的淑女，也可能在此刻喊出平时绝对难以启齿的话来。虽说来害羞，但是这种反应对于强化夫妻之间的感情来说，是非常重要的。

至于说催产素会使人的记忆变得迟钝，千万不要相信。因为它反而可以引

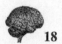

起特别强烈的记忆呢！催产素和脑内啡的构造很相似，无怪乎能使人飘飘欲仙。著名影片《随风而逝》，也有人译为《飘》，可能就有双重含义吧！

浪漫是化学物质？

有人说浪漫的爱，其实是化学物质所引发的疯狂状态。然而，从脑神经的角度看来，爱确实是最大的惊喜与刺激，只要边缘体还在其位，性爱就会继续让我们快乐。也有人建议老年人应有适当的性爱，脑内啡同样可使之欣快，说不定还能延年益寿呢。

人一旦被性刺激引起足够的兴奋后，下丘脑的前视觉内侧核会将信息传到大脑皮层，然后促使身体做出适合性交的姿势。

在婚前性交时，女方多半因为害羞而有假意的反抗，其实只不过是另一种半推半就的挑逗而已。就对大脑内分泌的观察来看，这与两情相悦并无不同。

男性一旦进入性交状态，运动皮质就进入领导岗位了，命令身体各部位配合生殖器官。女性的性行为中心是下丘脑的腹内侧核，和掌管饥饿是同一个核，这个区域分布有许多对女性内分泌很敏感的神经元，包括腹内侧核。于是女性做出展示性器官的动作，这是许多动物的典型的性邀请行为。

登峰造极的脑内大工程

双方性交达到高潮时，男性另一下丘脑的神经核背侧内核被启动，于是会产生射精动作。女方如果这时也达高潮，则双方满意相拥而睡。有研究发现，当双方性欲即将达到高潮时，额叶或杏仁核反而会停止活化，这意味着双方都希望抛弃一切顾虑，安心、放心地去享受那最令人心旷神怡的一刻。

皮质中与性感觉联系最紧密的是右额叶，人类高潮时的脑血管造影显示，此区血流量在性交时大幅增加，高潮时最明显。

额叶充满了性的神经反应，所以当前额叶受伤时，有些人会出现猥亵、不可控制的性冲动等状况。有些性变态患者，即是因为大脑此区出了问题，必须限制其活动并积极进行医治。

脑子遗传条件好,人就聪明,当然学习效果就好。除了头脑的资质,学习方法和用心程度也很重要。

一百多年来,心理学家、教育学家经过对"学习"的多方面研究,已有颇多的成果,但在理论上并未达成一致意见,因而产生出许多学派,"联结主义"与"认知学派"就是两个主流学派。在此对联结主义学派的"条件反射理论"特别加以介绍,并提出几种重要的学习技巧,供大家切磋。

创造 S 钩,强化学习联结力

"条件反射理论"是俄国著名生理学家巴甫洛夫的重要发现。他以狗做实验,发现拉铃叫狗来吃食物,狗就会分泌唾液。只要看到食物,狗就会分泌唾液,最后只要听到铃声,狗也同样会分泌唾液。

食物引起唾液,无须学习,是"无条件反射";铃声与分泌唾液本来是无联系的,属于无关刺激,但经过多次"学习"以后,彼此间就形成了联结,变成"条件反射"。同理,不但铃声,语言、文字也都可以引起条件反射,这种是"第二信号系统"。老师要同学利用心智图或趣味联想法、图像记忆英文单词等,都是加强条件反射的联系。

唯有快乐,才能使大脑真正开窍

学习的方法其实很多,每个人的个性、耐性、大脑发达区域各有不同,所以并不是同一种学习法就能帮助所有人。在急着想填饱知识、追求速成之前,更重要的是多方参考别人的学习经验,并评估自己的条件状况。多试几种方法,也许就会找出最适合自己的"开窍"工具。以下举出现代比较推荐的五种操作性、互动式学习方法,供大家参考。

①亲身接触学习法

通过接触实体进行学习,如医学生学解剖,自己动手做解剖的印象最深、学习速度最快。

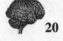

大脑,你在忙什么?

②实验操作学习法

通过实践和实验,如动手做实验来理解科学公式和原理,从认知进而确信,这种同理性的经验累积是非常重要的。

③模仿临摹学习法

通过模仿学习经典作品,或向崇拜的老师、偶像学习,效果非常直接。但要提出自己的想法和创意,避免落入窠臼和抄袭翻版的惰性。

④经验交流学习法

通过讨论、交流,像是现在很热门的小组学习方式,或经常举办经验交流会、同好读书会、报告演讲座谈会等。

⑤科技多媒体学习法

采用新科技教学,如电脑、网络、短片、配乐、电子白板、即时视讯等多媒体教学,提高学习兴趣、创造更多元化的传达效果,都能获得更好的学习效果。

当然还有很多学习方法,就不一一举例了。另外,再强调一点,只有加深理解,才容易记忆。千万不要死记硬背,要找出规律,经常练习,并和别人交流。尤其是在追求学习效率的同时,也要满足学习过程中的乐趣,这样学习才能成为一辈子都快乐的事。

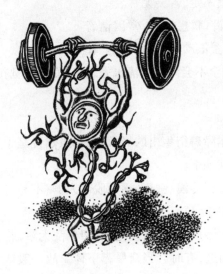

学习的诀窍

除了文中所说的各项学习法,运动对于学习新知也有很大的帮助。运动可以使支配运动的细胞活化,同时抑制其他细胞(巴甫洛大学说),所以说运动是对脑力的最好休息。通过休息,能再度强化脑细胞活动后再读书,学习更有效率,一直坐在书桌前不动,学习效果反而不好。

大脑"发神经"

精神病中以"精神分裂症"对心智的损坏最为严重,患者会同时出现两种相反的人格倾向,完全脱离现实,生活在自己的幻想世界。

实际上,它不是单一的疾病,而是几种类型的集合,在临床上不仅属于严重的病情,而且属于慢性心理功能障碍。这一组疾病往往表现在感觉、思想和行为的失常,也有人说是知、情、意的分裂。这类病人约占全球人口的百分之一,是家庭和社会的沉重负担。

精神分裂症状与调控方法

精神分裂症病人所表现的症状多样且奇特,但根本的心智变化是感觉、思想和情绪这三方面的症状。

在感觉方面,常有幻听、幻视,常无中生有地听到有人讲话,而且常是对他不利的。

在情绪方面,通常表情冷漠、情绪不定、苦笑无常。

在思维方面,语义分裂、没有逻辑、联想混乱,常因谐音或暗示做怪诞式的联想,例如看到鸡蛋滚动,竟会联想到"让他滚蛋"。看山是山、看水是水,却完全不会体会山清水秀之美,而且知觉扭曲,常有幻听、幻视。

①行为上的四种类型特征

从以上感觉、情绪、思维三种基本障碍衍生出的异常行为,虽然说是千奇百怪,但依特性可分为四大类型,先简述如下。

单纯型:青春前期开始,发病后变得冷漠、懒惰,逐渐脱离人群、不易与人沟通,对一切都无所谓,也不注意个人卫生、仪容,很勉强地在适应环境。

青春型:发生于青少年,思想和行为迅速崩解退化,一切杂乱无章,装扮怪异、哭笑无常,喜欢到处散漫、到处闲逛,有时会当众暴露下体。故一般认为是失恋引起,其实未必。有时有迫害、控制妄想。

紧张型:多数症状夸张,甚至狂烈攻击,也有时呈木僵状态,有蜡塑现象,即

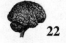

使症状缓解时,谈话仍有敌意和怪诞思想。

妄想型:以强型的妄想为主,如受人迫害、追杀、思想被操控或狂妄自大,认为自己有无数的财富或无上的权力,特点是幻觉多、妄想多,而且妄想明显脱离现实,常将幻想和事实混为一谈。

②内分泌抑制疗法

精神分裂症可能与多巴胺过多有关,非常不易调控。多巴胺作用于受体,到目前为止已发现五种不同的受体,且时时"换防"。随着科学不断发展,已可用正电子发射断层扫描(PET)来测定脑中这些受体的密度,以此判定病症的严重程度。

精神分裂的病人,尤其是第一型"单纯型"患者,边缘系统受体密度特大,即精神症状可能主要由 D2 受体的活动而激发。医疗时针对 D2 受体活动进行抑制,即可收到较好的效果。

新的抗精神病药物不断问世,如将各种药物与 D2 受体的亲合力做纵坐标,药物平均剂量为横坐标,则可得出一条完美的相关直线,显示亲合力越好,则所需药物的剂量越低。

目前精神药物理学发展迅速,中国台湾地区已成立专门进行精神药物药理的学会,已故创会会长张文和教授在这方面做了不少工作,受到国内专家的肯定。今后要走的路还很长,有待相关专业者做更大的努力去研究开发。

躁狂抑郁症的两极化反应

"躁狂抑郁症"这个名字听起来就让人觉得不安,又躁狂,又抑郁,是怎么回事呢? 一个人如果经常脾气暴躁、怒气冲冲、愤世嫉俗,就算是罹患此病吗?

当然没有这么简单。这类病患属于情绪病,可分为两大类:单极性和双相性。单极性就是每次病发都是抑郁症表现;双相性则指病发时有时是躁狂,也可能是抑郁表现。

①间歇交替性的发病特质

躁狂抑郁症也是严重的精神病,临床表现是原发性和情感情绪障碍,发作期和完全正常的间歇期反复交替。这种病人的情感表现呈明显的两极化:一般是沮丧抑郁,另一端则是躁狂抑扬。患者情绪经常出现由高峰跌到谷底,再由谷底翻身,犹如云霄飞车,也称之为"双相性"。

　　患者在在躁狂发作期内,睡眠少、活动多、注意力涣散、联想加快、自我感觉良好;若是在抑郁发作期,则情绪低落、少言寡欢、行动迟缓、食欲减退、体重减轻、不修边幅、睡眠障碍、精力不足、性欲减退、阳痿或闭经等。

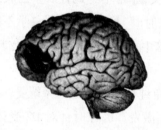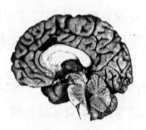

神经分裂症患者的功能性核磁造影图

左图为左侧面观,可见其背侧前额叶有一完全没有活化的区域;右图为右脑纵切面观,扣带回也显示低活动力,此等可解释患者退缩、没有自发行为以及将外界声音与自己的思想混淆之现象。

②阻断性的药物治疗

　　针对躁狂抑郁症的治疗已发展出许多药物,其作用都围绕着突触的生理功能,设法增加单胺类化学传递物质的浓度。实际上,不外乎是阻止传递物质释出后的回收或破坏。以针对抑郁为主,常用的药物有下列三类。

　　三环化合物:阻断去甲肾上腺素、多巴胺和血清素三者被细胞的回吸收,相对增加突触周围的药物浓度。

　　选择性阻断传递物回收药物:如"百忧解",专门抑制血清素的回收,使血中血清素的浓度升高。

　　单胺氧化酶抑制剂(MAO Inhibitors):专门破坏传递物质的单胺氧化酶,使该物质不致被迅速氧化,从而延长作用的时效。

　　抗焦虑药或镇静剂不是抗抑郁药物,有时可以合用,但单独使用时对抑郁无效。锂多年来被用来治疗躁郁症,可有效消除常见症状,即情绪波动。但使用时必须严格监督,因其有效剂量与中毒剂量很接近,有甲状腺、肾脏疾病、心脏病或癫痫者不宜使用。另外有两种情绪稳定抗癫痫药物卡马西平(Carbamazepine)和丙戊酸钠(Sodium Valproate),已被接受,尤其后者,已被美国食品药物管理局批准作为急性的一线治疗药物。

至于过去医疗界主流的"电击疗法",虽然疗效不错,但疗效的机制不明确,还缺乏专业论证,所以现在已较少使用。

强迫症患者的特征是反复同一种行为，先来看看这个"强迫自己数数儿"的案例。有一位女性患者说："我每吃一口饭都得数 7 下。假如有人在我吃饭时问我问题，我必须数完，然后吞咽下去，才能回答他的问题。假如我在没有数到 7 下之前就吞咽，我就会噎到。假如我忘记数到几，我必须重头再数到 7 下，才能再吃下一口饭。"

不断重复的行为

强迫症患者的行为，几乎全世界的人种都一样，最普遍的两种就是"洗手"和"检查"。不停洗手的人，甚至会把自己手上的皮肤都磨破了；而那些要"检查"才安心的人，他们几乎把所有的时间都花在不断检查上面了。

像是有个人很怕开车时会压死人，所以他每天早上必须在黎明时就起床，这样才可以来回检查从昨天上班的路上有没有压死人。相同的，回家的路线也同样要来回检查好几次才能安心。即使这样，每日每夜他还是在担心，会不会在回头检查时，把被压碎了、掉到水沟里的尸体残块给漏掉了？

额叶过度活化失常

强迫症是因为某个神经通路过度激发造成的，即从额叶（包括前运动区）到基底核的另一端尾状核（caudate nucleus）的神经通路出了问题。也有人认为，多巴胺不平衡也可能引起强迫症。

大脑扫描结果显示，强迫症患者的额叶显得特别活化。强迫症患者通常会一直到强迫行为已经干扰正常生活，才肯去求医。根据美国的诊断标准，100 人中有 1~3 个人有这种毛病，但许多人并未就诊。

也许有的人没有达到强迫症那么严重的地步，但他还是会觉得这个世界的某一件事不太对劲。有些人不停地清扫和整理房子，有些人晚上要起来巡视门窗两三遍,有些人天天上医院做健康检查,即便如此,还是怀疑自己得了医生检查不出来的绝症。这些都是大脑发生错误,"侦察"系统过度激活的关系,这个神经系统太活化,而且保持活化的时间太久了。

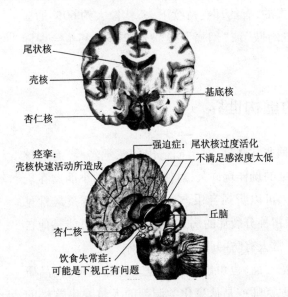

尾状核
壳核
杏仁核
基底核

强迫症:尾状核过度活化
不满足感浓度太低
痉挛:
壳核快速活动所造成
丘脑
杏仁核
饮食失常症:
可能是下视丘有问题

大脑皮质下与强迫症等有关的核

强迫症主要是尾状核过度活化引起的,尾状核和壳核是相连的。壳核与大脑运动区相连,负责身体的动作;壳核过度兴奋则会产生一种叫作"妥瑞氏症候群"的病症,患者脸部会不自主地抽搐,咽喉部还会发出奇怪的声音。至于抑郁症,则可能与尾状核、丘脑等产生多巴胺浓度过低有关,所以这一狭窄、拥挤的地方,确实很复杂喔!

大脑再怎么精密灵巧，但在颅内并不能真正看到、听到或感觉到外面的世界，它完全是通过传来的信号感知。一旦信号错误或无中生有，那就会形成错觉或幻觉了。错觉和幻觉有的是会消失的，有的却会持续下去，就像大约 60% 的截肢病人会产生"幻肢"或"幻痛"，这种幻觉有时甚至会跟随病人一辈子。

无中生有的虚构世界

幻觉是一种非常强烈、自己制造出的感觉经验，有的孩子可以和看不见的玩伴玩许久，对他来说和真的小朋友在玩一样。也有的人可以听到音乐、交响乐，听到声音是最常见的幻觉症状，像精神分裂症的病人听到的语言有可能是他自己制造的，而正常人有防御此种情况的机制。

嗅觉和味觉方面，也可能出现幻觉。若品酒师、食品研发员、试吃员、香氛师或是从事化学调剂的人员发生这样的幻觉，往往因此断送职业生涯；一般人有这样的幻觉，也很容易遭遇危险而不自知。

幻觉有时很真实，患者往往真伪莫辨。除了精神分裂症、偏头痛、癫痫等病人常会产生幻觉，服用兴奋药或某些药物之后，有些人也会产生幻觉的副作用，因此服用任何药物之前，都要仔细看药品说明书。

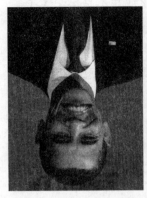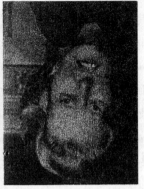

错觉

当你把照片倒过来看，一定非常惊讶！

这是因大脑习惯看正向脸孔，因此对倒过来的面孔，大脑未当作脸来看，而是当作物体，被放在大脑的另一个部位处理，而无法读到表情的细微差异，如忽略嘴角下移等。一旦看正向图像，大脑中的情绪脸孔辨识区就会着实吓一大跳（此时杏仁核都亮了），太离谱了！

认知错觉与偏见错觉

错觉与幻觉最大的差别，在于错觉是对物体的存在有错误认知，而不是以为有虚构物体存在。乍看之下，以为错觉是感官错误所造成的，其实是认知的错误或两者的结合。例如看到圣母玛丽亚雕像移动，可能是生理上凝视某一定点太久而产生的，但是看到她痛苦的扭转双手，即是从视觉的错觉转移成错误的认知。

认知错觉的发生，主要是因为大脑充满了偏见，包括习惯上的思考、直觉的情绪反应以及身体对知觉的处理。一般人通常不会感觉到这些存在，一旦真的以为是直觉或其他造成感觉上错觉的偏见，通常是良性化的。许多魔术表演，实际上就是魔术师利用我们视网膜上的高点玩弄的把戏，但通常是娱乐性，而不是真的病理幻觉。

如果真的因认知错误而造成错觉，其结果比魔术师要厉害得多，所付出的代价会很高，例如在审定犯罪案件时，或是在统计层面产生认知错觉，也会为工作带来很大的失误，甚至在不自觉之间造成他人、团体或社会利益的严重损害。

大脑"发神经"

儿童也可能患脑退化症吗？脑退化症并不是年纪大了才会发生，孩子的大脑现在所发生的任何事情，其实已经开始对他们数十年后的大脑有着极大的影响。所以，照顾孩子不只要关注眼前的成长，更要有未来健康的风险意识。

根据最新研究，现在开始要孩子做五件事，就可以减少孩子日后发生脑退化症和记忆缺失的风险。

养成带护具的习惯

溜冰、打篮球、踢足球、玩曲棍球或进行其他有肢体接触的运动时，一定要戴上头盔和护具。不论是严重的撞击，或不显眼的小碰撞，重复的脑震荡都会造成脑部伤害，日后将出现难以预料的脑退化症和记忆缺失。

学习语言技巧

一个有高超写作能力的十岁女孩，能逃过脑退化症的机会，是一个文字语言技巧差的少年的 8 倍。教孩子流利地掌握两、三种语言，可让他们不易受脑退化症的攻击。

一定要孩子上大学

教育是防止脑退化的强力武器。在学校多读几年书，发病机会就会降低。多数脑退化症患者，都是在年轻时期辍学。剑桥大学近年的相关研究也发现，只要多读一年书，脑退化症的发病机会就能下降11%！

提供刺激大脑的机会

用体力、脑力、社交活动和新奇的经历，能使孩子的大脑忙碌起来，所有这

009 问
儿童也会脑退化？
从小就要预防老年痴呆？

大脑，你在忙什么？

些事都有利于建立更大、更好、更多的大脑"认知储备",具有高认知储备能力可以有效预防记忆衰退和脑退化症。

少吃精致甜点

动物实验中,提供含糖量高的饮料(尤其是含高果糖)、饱和脂肪及反式脂肪饲料来喂饲的动物,当它们年老时,就有超重、糖尿、大脑体积较小和记忆力受损的情况发生,这些都是脑退化症的前奏。

第二部分　认识自己

【一起进入大脑透析室】

源自胚胎,不断向未来进化的大脑

脑就是你,而且远大于现在的你。

操控身心数十种精细复杂的联结运作,竟然只动用大脑的5%!

连医学家也难以预测——

当脑潜能完全启动时,将会产生多么惊人的力量!

低等动物没有中枢神经系统,有的只是神经节;直到演化发展至脊椎动物,才开始有了中枢神经系统。包括脑和脊髓两部分,且分别有头颅骨、脊椎骨以及三层脑膜的保护。

胼胝体联结两侧半脑

大脑分左、右两个半球,在两半球内面的下部以"胼胝体"彼此相连。胼胝体是大脑很重要的白质,左大脑和右大脑之间的信息连通,就是通过这个部分来维系。

大脑半球不是实心的,内有空间,称为"脑室"。脑室左右各一,分别为第一、二脑室;中间为第三脑室,正好位于左右间脑之间;往下循中脑水管到丘脑之前、延脑之后,为第四脑室。

脑室之衬膜会分泌清亮如水的脑脊液,由第一、二脑室经第三脑室,流至第四脑室,又从开口出来到蜘蛛膜下腔,最后被脑回吸收而完成循环。医生常从第4、5腰椎之间穿刺,抽取少许脑脊液进行化验,由此可以获得明确的脑部疾病或功能的相关数据。

脑体构造的组织与层递

位居大脑中间的是"中脑",下有脑桥、延髓,有如大树之树干,故命名为"脑干"。中脑以下的脑干是维持心跳、血压、呼吸、血管、舒缩、吞咽和呕吐等与生命攸关的功能管辖机关所在,故有"生命中枢"之称。

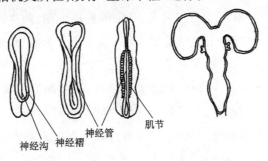

神经沟　神经褶　神经管　肌节

胚胎神经系统早期发育之背面图解及脑泡形成

认识自己

"小脑"在大脑两半球之下,也和平衡、运动的协调及记忆等有关,十二对脑神经,除第一、二(即嗅、视)两神经外,也都自脑干发出。

大脑每半球由前往后分额、顶、颞、枕四叶。脑体表面有凹凸的沟、回(例如中央沟),因此大脑的实际面积比表面显露的多两倍。从切片可以看到5～8毫米的大脑皮质,呈灰色,故名"灰质",满布神经细胞;内部呈白色,称"白质",是由神经细胞发展出的纤维组织。

所谓"间脑",包括丘脑和下丘脑(过去称"视丘""下视丘")。丘脑、下丘脑掌管许多功能(视觉只是其中一部分),对爬行动物来说是最高机关,对人脑来说是"二掌柜",上传下达都需要它,足见其重要程度。

在所谓"皮层下中枢脑"里还有基底核和边缘系统,前者是管制运动的重要机构,后者是记忆、情绪和动机的酝酿机关,介于意识和无意识间的朦胧地带。

延脑下接脊髓,脊髓横断面看得出来是灰质在内、白质在外,与大脑构造相反。灰质的断面像蝴蝶,有背角和腹角,背角接受自背根传入的以感觉为主的神经纤维;腹角较宽,是运动神经元所在之处,由此发轴突,构成腹根,负责运动;另外,感觉神经元聚成背神经节,在脊髓之外。背根及腹根合成脊神经,人体共有31对脊髓神经,包括颈8对,胸12对,腰、肩各5对以及尾神经1对。

婴幼儿神经突触最多,老年人理解力最佳

胚胎发育之初,受精卵发育成团,20天左右背部凹下成一槽,槽的边缘相对合拢而形成管子,一端逐渐膨大,逐渐发育成脑部,连接而下的便是脊髓。婴儿出生时,大约已有100亿个神经元及10倍的胶质细胞;两岁时,神经突触的密度是成人的一倍,平均每个神经元都已有一万五千个突触;以后汰弱留强,一直到十岁左右,突触数目才稳定下来。

要想培养天才儿童,必须以整体大脑来锻炼,使两脑平衡发展。而老年人的脑子虽因神经元的减少而萎缩,但细胞之间的突触数量却不断增加,可见老人的智慧和经验不容小觑,即使记忆力有逐渐减弱的趋势,但理解力却很少会下降。通常,记忆力减退是缓慢形成的,如果有老人家的记忆力真的下降太快,则应到医院做详细检查,确认是否罹患老年痴呆症。

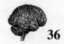

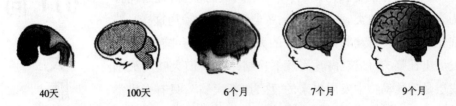

| 40天 | 100天 | 6个月 | 7个月 | 9个月 |

中枢神经在胚胎中的发育情况

胚胎发育之初,受精卵发育成团,20天左右背部凹下成一槽,槽的边缘相对合拢而形成管子,一端逐渐膨大,逐渐发育成脑部,接连而下的便是脊髓。(40天、100天、6个月、7个月、9个月脑部发展状况见各图)

　　每个人从小就应该开始多用头脑,脑子是越用越灵光的,当然,也必须保持必要的休息和睡眠;到了中年、老年,开始有退化的问题,当然还是要继续多用脑,通过工作或休闲,有计划地持续锻炼大脑。一生不要酗酒,不要接触会造成成瘾的毒品或药品,生活规律、保持适当运动、饮食和性欲有所节制,并注意德、智、体平衡发展,这样就是对脑部最好的保健之道了。

人类是脊椎动物门、哺乳纲中最高级的动物，经过同样为脊椎生物的鱼类、两栖、爬行、鸟类到哺乳类动物这样一路演化而来。爬行动物没有真正的大脑皮层，只有脑干，逐渐发展出丘脑、杏仁核、海马回及下丘脑，统称"旧大脑"；大脑皮层是哺乳动物中发展出来的，称为"新大脑"，只有脊椎类动物才有中枢神经，并包含脑、脊髓两大部分；在大脑的最后面的是小脑，功能也很重要，主要负责平衡和运动。

脑半球四分天下，凹凸有致

大脑形状很像胡桃仁，凹下去的叫作"脑沟"，凸起来叫作"脑回"。大脑左右两个半球由底部的胼胝体相连，负责大脑各部的联系，表面是皮层，内部由白质组成，负责大脑各部的联系。

每个脑半球可分成四叶，即顶叶，和运动、感觉等有关；颞叶，与语言的理解、记忆有关；额叶，负责思考、计划并形成概念，对情绪也很重要；枕叶，与视觉有关。

沿中线切断胼胝体，其下的是边缘系统与情绪以及许多功能有关系。其中的丘脑是中途站，负责上传下达的通讯作用；下丘脑与脑下垂体等关系密切；海马回负责长记忆；前端之杏仁核则可产生恐惧等情绪。再向下便是脑干，是最古老的脑，由中脑、脑桥、延髓三部分组成，是负责循环、呼吸的生命中枢所在之重镇，再下去便是脊髓了。

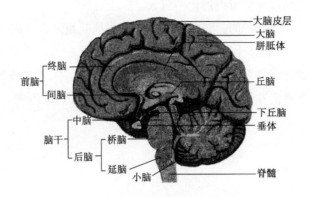

大脑皮层
大脑
胼胝体

终脑
前脑
间脑

丘脑

下丘脑
垂体

中脑
脑干
桥脑
后脑
延脑
小脑

脊髓

旧大脑和新大脑

爬行动物没有真正的大脑皮层,只有脑干,逐渐发展出丘脑、杏仁核、海马回及下丘脑,统称"旧大脑";大脑皮层是哺乳类动物发展出来的,称为"新大脑"

新大脑操控意识,旧大脑主宰存活

至于说新、旧脑哪一个重要的问题。依我看,都重要。旧大脑的部分,尤其是脑干,一旦破坏,呼吸、循环立即停止,患者也随即死亡。若新大脑失去功能,人虽然不至于丧命,但会失去意识,现代医院加护病房通过鼻饲、导尿,甚至必要时的人工呼吸等方法,也只能维持生命,就是所谓的"植物人",对病人及家属毫无意义。

其实,生老病死是生物的自然规律,当人脑失去功能,没有任何意义,人的存在价值也随之失去,建议在这种情况下不要再进行无谓的抢救。

仔细分析生物界早已存在的"旧大脑",其中有两大构造:一个是基地核,一个是边缘系统。这两大系统距离很近,互相紧密联结,功能都很重要。在旧大脑程度的时代,这两大系统都是中枢神经里的"高级领导"。

边缘系统和下丘脑关系密切,虽然没有对外直接作用的管道,只负责酝酿、准备、调理工作和扮演下丘脑的重要后勤机关,但边缘系统会判断如何在适当时机下,把酝酿好的资源交给下丘脑去执行工作,或是发挥影响大脑的作用。

人类边缘体在大脑中所占的比例,跟鼠、猫、猴比较起来,可以发现随着动物层级升高,大脑边缘体所占的比例越大。

　　边缘系统与情绪等都有密切关系,并和基底核互相配合完成"中层领导"工作。边缘体位于胼胝体上方的部分叫"扣带回",从后方向下转的则是"海马回"。仔细观察边缘体系统内部构造图,可以看到海马体、杏仁核等的关系非常复杂,生物科学界仍在继续研究中,在此仅供功能性的分析、参考。

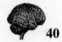

当左右脑没有联结时，如将左右脑相比较，左脑似乎更为重要些，有人强调左脑好像是个"万事通"，但实际上右脑也是不可缺少的。

爱找理由、编制逻辑的左脑

大部分人的语言功能都是由脑的左半边控制的。此外，左脑还负责解决数学及其他逻辑问题。有趣的是，它同时也是自圆其说、捏造细节的"罪魁祸首"，它很强烈地需要讲求逻辑和秩序，其程度强烈到即使真有某件事不合逻辑，它也会添枝加叶地编织出一套听起来蛮合理的说辞，通过自己所知的各种情况和知识，为解释和翻译各种事情而找尽理由。所以，科学家把左脑的这种处理特性统称为"翻译器"。

无论是简单的或难以解答的问题，其答案最终几乎都能在我们左脑的翻译器里被编织出来。翻译器实际上很有意义，它能使我们在大量资讯中找出符合理性的东西，帮助我们对于环境中碰到的事情产生认知的情绪反应，找出事物间的关联并做出假设，也对我们的行动、情绪、想法等创造出一套持续和比较完整的叙述。

人们之所以会触景生情、编造故事和产生发明创造，都与此有关。因此，有人将左脑比作我们脑袋中那个所谓"诠释者"的行家。

感官强烈、实事求是的右脑

右脑控制的是空间认知，借由碰触来分析物体，擅长以"视觉-动作"协调任务。相较之下，虽然许多艺术类的部分归它管，但右脑本身其实并没有那么的"艺术性"或是"情绪化"，它就只是"实事求是"而已。当它在报告发生了什么事情时，如实得多了，并不爱夸张。

实际上，左右脑相得益彰，相辅相成。有人说左脑是人类基本的必要能力，而右脑是达到更佳境界所不可或缺的工具，我基本上也同意这样的论点。

大家从小都知道自己是"左撇子"还是"右撇子"，大部分人都是右撇子，也就是所谓的"右力者"，用餐具、写字、绘画、使用工具、投篮，甚至抚摸和自慰等等，都习惯用右手。

大家可能都知道或听说过惯用右手右脚的人，左脑比较发达，而语言中枢也正巧在左脑。所以，如果脑出血的位置是在左脑的部位（如大脑中动脉豆纹支），则会发生右侧肢体偏瘫，同时并会伴随出现语言障碍、甚至失语的情况。

反之，左撇子（左力者），右脑比较发达，如脑出血发生在右脑，会出现左侧肢体偏瘫的情况，但言语能力不会因此受到影响。

左撇子天才多，不用刻意"矫正"

左力者或右力者的脑部功能和专长有所不同，并没有一定是哪一种使用方式比较"正确"。若家中出现"左撇子"的孩子，建议不必去"纠正"，硬去纠正有时会产生一些问题，例如口吃。很多天才人物都是左撇子，如达尔文、牛顿、毕加索、莫扎特，文艺复兴时期的美术三大巨匠——达芬奇、拉斐尔、米开朗基罗——也全都是左撇子。

必须强调地是，在现实条件下，左右脑不是分裂的，而是统一的。所以无论是左撇子、右撇子，大脑的左右两边同样都会运作，不会出现左、右脑各说各话的状况。

另外，以上所述是基于过去曾做过胼胝体切开的患者所观察的综合印象，其实这方面也存在个体差异，每个人的个性不同，先天遗传因素及后天环境、经历的差异，都会对表现和成就有不同的影响，所以不要太绝对化地去比较彼此。

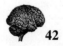

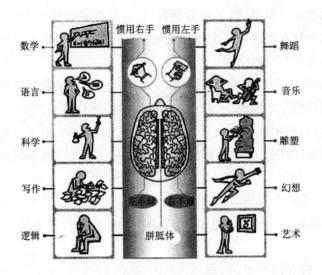

数学　惯用右手　惯用左手　舞蹈

语言　　　　　　　　　音乐

科学　　　　　　　　　雕塑

写作　　　　　　　　　幻想

左半球　右半球

逻辑　　　胼胝体　　　艺术

左右脑的专长、功能有所不同

左脑为"分析脑",擅长数学、语言、科学、写作、逻辑、使用语言和记号进行理论式的思考。

右脑为"情绪脑",擅长舞蹈、音乐、艺术,以直觉判断事物,擅长进行具有创造力的思考。

两侧脑即使切开联结,仍能相互合作

左脑和右脑靠胼胝体相连。1940 年以后,医学界对严重癫痫患者使用各种治疗方法都失败以后,最后的手段就是切断胼胝体。以现在的医疗进步,不再使用这种手术方法来治疗癫痫,过去也只有大概十几人接受过这样的手术,但是却为进行左右脑分裂患者的研究积累下许多宝贵的资料。

癫痫发作的原因,是因为有些人的脑子会异常放电,并从一侧脑散布到另外一侧。理论上认为如果把脑两侧脑之间的联结切开,造成癫痫的电脉冲就不会从一侧传到另一侧。但是,人们一开始顾虑很多,怕有副作用,怕切开联结后会造成人格分裂,一个人头有两个脑!? 想来怪异不安。

但实际上这种治疗方法很成功,大多数病患的癫痫发作情况都减少 60% ~ 70%,而且感觉良好,没有出现人格及意识的分裂,大多数患者根本不觉得自己的心智有何改变。但是，这又使人们疑惑：为什么裂脑症不会产生两种意识？为什么左右脑没有出现争夺主控权的现象？人类的大脑是不是本来就是由一侧脑在主导意识和自我感觉？

此外，我们还必须注意到，脑裂后有哪些功能依旧是两边共用的。例如皮质下的通路仍然完好无缺，因为左右脑是联结到同一脑干，所以两边都仍接受相同的感觉（包括本体感觉），左右脑都能支配眼球运动，脑干也指示相似的觉醒程度。所以，两侧会同时睡着或清醒，注意力也不可能被分配到不同的空间位置。

例如，当右脑在注视着舞台上穿短裙的女星时，左脑就不会注意到厕所的标灯；对一侧脑的情绪刺激，也还是会影响到另一侧脑的判断。

左右脑主导的功能强项

以下让我们简单地归纳左右脑功能的主要不同之处，虽然不是很全面，但差别大致如此。

左脑

最大特征：主要的是语言中枢

说话、领会文字、数学、写文章方面比较在行

擅长把复杂的事物分析为简单的要素，以条理为依据循序思考

右脑

最大特征：在感觉的领域发挥能力和敏锐度

鉴赏绘画、欣赏音乐、感觉事物，瞬间的直观感受很强烈

会以大局视野来把握全体

以电子原理简单地做个比喻：今日的电脑就像是汇集了左脑的所有活动；而电脑所无法涵盖的范围，便是人类的右脑。

如前述图示意左、右脑各自的专长，但这实际上也是相对的，而不是绝对的，参考意义大于实际意义。另外，不同的书籍中，对左右脑的功能和差异性的说法也不尽相同。总之，生活中切记要"双手齐下""两脑并用"，就没错了！

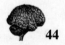

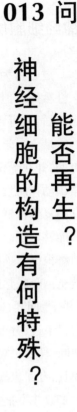

神经细胞负责各种信息的接收，又名"神经元"。神经元在细胞体上都有突起的构造，顶上因突出像树枝，被称为"树状突"；神经元另一端有着单条延伸长达一米的轴突，到尾端处分枝，是信息的输出部分。感觉神经的树状突和轴突都是单条，但传导方向是从树状突到轴突。

脑脊髓的白质与神经纤维

神经元内外有电位差别，静止时内外差达 -70 毫伏，这是因为细胞膜内外离子分布不均所致，主要是钠离子（Na^+）和钾离子（K^+）；Na^+ 内低（15 mM）外高（150 mMol/L）；K^+ 则是外低（5 mMol/L）内高（150 mMol/L），mMol/L 系指每公升毫摩尔。

一条神经内有许多神经纤维，神经纤维外有髓鞘，呈白色，是脑和脊髓中白质呈白色的主要原因。神经元之间有胶质细胞，主要起支持作用，有时还有修补功能。神经的电位传导和 Ca^{2+}、Na^+ 等离子有关，神经元之间的联系结构称为"突触"，其间有很小的空间，称为"突触隙"。

神经介质如五羟色胺、乙酰胆碱、肾上腺素、去肾上腺素等，负责在神经元间进行传递，对神经系统的各种表现具有很大的作用。

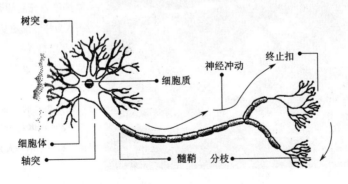

神经细胞的构造

神经细胞能否修复与再生

过去认为神经细胞受损后不能再生，所以当脊髓发生横断时，即被宣判永久性截瘫。但近年来，瑞士科学家创造了新契机，让已完全瘫痪的大鼠在接受电疗后，又可再度行走和奔跑，真是医疗科技上的一大突破。

瑞士科学家以电疗刺激的原理，对老鼠大脑运动区及伤处以下的脊髓施以电刺，并在受伤部位注射促进神经生长的药物，模仿大脑在正常情况下要四肢做出动作所发出的信息。另外，以乳酪为激励的诱饵，再加上帮助老鼠维持直立的复建机器，这些实验鼠在六个星期之后，开始可以行走、爬楼梯，之后还有些能够奔跑。

根据这项研究，大鼠接受训练后，大脑和脊髓间的神经联结大幅增加三倍。瑞士洛桑联邦理工学院（EPEL）库尔蒂纳带领的团队将这项实验成果发表在《科学》期刊，证明了脊髓损伤是有可能完全康复的。

不过，并非所有的脊髓损伤者都能如此顺利地康复，譬如脊柱不能完全被切断、伤处仍需有一些神经联结完好，这样的情况下，治愈的机会才会比较大。而且，专家也提醒，老鼠的神经系统毕竟和人类不同，而且人类的脊髓损伤伤口大多数并不整齐，患处面积也很大。因此，这项实验成果若真要套用在人类医学上，还必须经过更多的测试和修正。

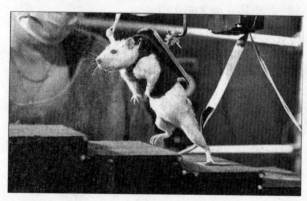

神经细胞死后能否再生？

过去认为神经细胞受损后不能再生，所以当脊椎发生横断时，即被宣判永久性截瘫。但近年来，瑞士科学家创造了新契机，让已完全瘫痪的大鼠在进行电疗后，又可再度行走和奔跑，真是医疗科技上的一大突破。

人类和哺乳动物都具有高度发达的大脑皮层,而且随着神经系统一起进化。最有趣的是,大脑中没有真正存放记忆的具体"仓库",人的各种经验和记忆,其实都是散落在大脑各处的。

记忆的片段化与重组

人要回忆某些事情时,其实是由大脑先去撷取许多被片段化的元素,再将这些元素重组起来。所以,回忆时会有遗漏、扭曲或记错的问题出现,这些情况都是很容易发生的。

大脑皮质活动会产生各种时空模式,也就是一种轨迹,这种大脑活动的轨迹就如同唱片上的沟纹一样,可以相当长久地保存下来,也有可能立即消失。这牵涉到记忆有长、短之别,这种活动轨迹也有暂时性与永久之分,暂时的痕迹几分钟便消失了,而永久的轨迹则成为长时记忆,即意识的一部分。

大脑密码的复制与竞争

大脑的模式,常需要在某处被复制,就如同传真一般。由于模式不具实体,因此不能像信件一样传递。复制较成功的密码,就像一片较大的磁片,会占据邻近磁片的空间。例如当你面对一篮水果,在考虑拿苹果或橙子时,选择苹果和橙子的大脑密码会进行复制竞争,当其中一种的数量足以能够活化行动时,你就可能把手伸向苹果或橙子了。

这次选择苹果,并不等于橙子的密码会消失。大脑可能继续复制,当橙子的数量超过苹果时,可能就突然出现变成胜利者,你就会变成伸手去拿橙子了。这就是思考反复的过程。

著名的生理学家巴甫洛夫是高级神经活动生理方面的专家,他提出的"条件反射学说"曾提到,大脑的神经活动是由"无条件反射"和"条件反射"形成

认识自己

的。人除了外界直接影响所产生的反应(第一信号),还会对引起人脑高级神经活动的语言、思维有所反应(第二信号)。

反射学说与第一、第二信号系统的联系,实际上也可以说是轨迹的证明。因此,我大胆设想"轨迹学说"和巴甫洛夫的"条件反射学说"有着密切的关系,这对于让人理解记忆如何形成以及解释记忆为什么有的清晰、有的模糊,具有极大的说服力。

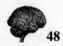

大脑皮层的额叶和顶叶交接处，是感觉皮质区和运动皮质区。感觉皮质区在后，即所谓的"中央后回"；运动皮质区在前，即"中央前回"。人体在运动和感觉区的投影，形成了脑中所谓的"身体图"。

手部与性器对大脑来说是重要地盘

身体的每一个地方都与大脑皮质区的某一个位置相对应，但这个投影地图并不是和真人成比例的，看起来像个怪物。

例如感觉运动区划给生殖器的面积相当之大，几乎等于胸部、腹部、背部加起来的总和；脚部所占面积也非常之大，几乎超过胸、腹部等的总和，比生殖器所占的比例更大。

投影图上的这些区域，与实际的身体部位是有对应关系的。像是刺激大脑皮层上代表"性"的区域，就会造成性器官相应部分的感觉和动作；刺激其他区域，也会造成其他相对应部位的感觉和动作。

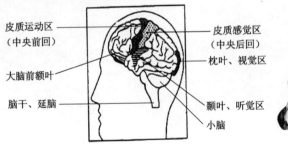
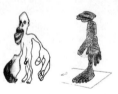

皮质运动区
（中央前回）

大脑前额叶

脑干、延脑

皮质感觉区
（中央后回）

枕叶、视觉区

颞叶、听觉区

小脑

神经元复杂度决定身体图的比例

大脑里的身体投影图和真实情况不成比例，其实这是可以通过神经反应的复杂程度加以解释的。

人体感觉灵敏的部位,如嘴唇、生殖器和双手,投影面积特别大,因为这些部位需要复杂、灵敏的神经反应。譬如接物时,男、女双方的感觉就非常精密、细致,使双方能得到更大的快感;否则,如果像拔牙打麻药以后,口唇麻木,那将是多么扫兴。同样,当性爱进行时,因为生殖器的感觉特别灵敏,因此就有更强烈的刺激快感,可以帮助双方达到高潮。

而双手因为工作的关系,无论是所谓的手艺,或是手术,手的感觉都需要非常高的灵敏度,有名的外科医生常被称为"外科圣手",道理就在这里。

需要的灵敏度高,所以神经细胞数量就多,因此在大脑中的"身体图"比例便会特别大。但是,脚为什么在身体图的比例中也那么大呢,脚也是感觉敏锐的部分吗?

有人曾提出脚在性行为的过程也起一定作用,但是在实际情况中其所起的作用以及被抚摸后所引起的快感,绝对没有大到这种程度。或许这和脚底有许多反射神经,也对应人体内各种器官脏腑和穴位有联系,这个部分仍然是个有待解开的谜呢。

大脑,你在忙什么?

加州理工学院的奥尔滋和纳密尔教授等人，在 1954 年的研究报告中提出：动物对脑内某些地方的轻微电刺激有特殊的爱好。他们的实验装置是将电极种植在老鼠的下丘脑背部加以固定，然后训练动物去按钮接通电流，得到一连串轻微的脑内刺激。

如果刺激点适当，动物便会按个没完，甚至每小时达数千下，而且对其他的诱惑（如美食和异性）也毫不动心。它们追求自我刺激如此专注，想必是因为这个刺激替它们带来极大的快感。因此，研究人员将这刺激点称为"快乐中心"。

情绪是经过大脑调配的心智状态

所谓"快乐"，其实只是人们主观上给予的情绪标签，动物的实际感觉如何仍不得而知。但是，这个发现掀起了一股人体实验的热潮，不少人利用精神病患者和癌症末期患者进行与动物同样的实验，结果的确有消除紧张和愉悦快感，但尚未发现有"快乐得不得了"的情形。受试者有的说感觉到心灵超脱、飘飘然的感觉，有的说好似中了邪，说不出来的快感……后来因为以人体做实验违反医疗伦理，所以停止了这种测试。

有些学者对于这一种刺激带动神经系统的运作，认为和所谓"酬偿"和"惩罚"学说不太相关，所以不主张使用"快乐中心"这个称号，但学术界却已习惯使用这个词了，所以在很多书籍、文献中还是时常可以见到。

大脑里实际上没有独立的"快乐中心"。大脑皮层下面的边缘系统是产生情绪（包括快乐）的所在，但基本上只有"好"和"坏"两种基调的变化而已。当信息传到大脑额叶，可以调配成各种复杂的心智状态，而我们所感知的快乐，只是各种心智状态的中的一种而已。

生活态度才能创造真正的幸福感

形成快乐必须有三个基本条件：身体无不适感觉，无负面消息、处境状况良好,有回馈、有意义(例如得到奖金或获得表扬)。

生活中要同时凑上这三个条件并不容易,所以有人就想些邪门歪道,发明"快乐丸"等药物来刺激大脑,其实这是在混乱大脑。用药物或其他外力寻求快乐,其实是不切实际的,而且副作用很多。

倒不如培养乐观情绪和正面思考的习惯,对生活的物质要求不要太高,知足惜福,工作努力,踏实肯做,这才是追求大脑自发性快乐的不二法门。

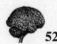

在前一题中，我们解释了所谓"快乐中心"的问题，这个名词只是因为在动物实验中刺激某部分皮质，动物似乎有"愉快"的感觉而命名的。例如，以电流刺激老鼠某部分，老鼠似乎很"愉快"，而且它自己也会一再地去按有关电钮，以求刺激不断，似乎是"乐在其中"。但是动物不会说话，它是否真正快乐，也无法百分之百地证明。

感受的模糊地带

将老鼠的电刺实验同样用在人体上，观察到的现象也不那么肯定，受测者也许只是欣快的感觉，或是单纯的兴奋感、刺激感。所以，在科学文章中，基本上已摒弃了"快乐中心"这个名词。

至于"杏仁核"和"恐惧"之间的关系，过去也一直是学界所公认的。动物的杏仁核接到有关信号，则产生恐惧，提高了警觉，并立即把信号上传到大脑皮质（额叶），做战斗或逃跑的准备。接下来，经过额叶分析后，如果没问题，则解除警报；如确有问题，则立即投入战斗或逃跑。

杏仁核并不大，其中和产生恐惧有关的部位大约只占四分之一，其他四分之三与恐惧无关，甚至有的是愉快的感觉区。恐惧和愉悦的有关部位离这么近，有研究者认为这对大脑的运作有其方便性，情绪反应和变化修正起来可能比较容易，所以绝不能将杏仁核视为单一的"恐惧中心"。

不均匀的类细胞集中现象

实际上，我们的脑皮质中没有任何明显的"中心"，最多只有某类细胞比较集中的小区域，但是并不像棋盘和棋子一样边界清楚。

所以，大脑对于感觉、感受、情绪的处理，观测起来可说是"乱中有序"，完全不是想象的有什么"情绪"就有个什么"中心"那么绝对化，如愤怒中心、猜忌中心等,也都是不存在的。

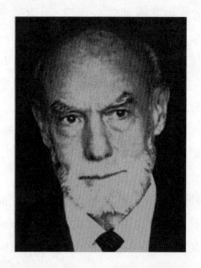

罗杰·史派瑞(1981 年诺贝尔奖得主)
进行分割大脑研究,做出贡献,他指出大脑
是高度分化的,左右脑分掌不同的行为能
力。

大脑,你在忙什么?

思维，是人类创造力的泉源。如果人类没有思维能力，世界上的一切文明都将不复存在。

诚如杜孟德所说："一个不想思考的人是顽固者，一个不能思考的人是傻瓜，一个不敢思考的人是奴隶。"整体来说，人类的思维包含推理、判断、决策、问题解决，乃至于反省、反思。

思维一般要经过以下数个过程，基本上这些都是在大脑皮层前额叶进行的。

概念的形成

"概念"是思维的最基本单位，是从事物的众多特征中选择适当的属性，然后抽象出来的形象。有了概念，人们就可以用同一个概念、同一个符号来表示一些类似的事物，并将事物进行归类。例如一般的车都有轮子、陆上的动物都有腿等等。

形成概念或分类的作用，就在于可以帮助人们认识和预测事物，让人不必认识所有的事物或各种细节，只要先将事物做好重点特征归类，认识一类事物中的一件，便可以推测同类事物了。

推理与判断

推理是思维的形式，是从一个或几个已知的判断中推出新的判断。在推理的过程中，已知的判断是"前提"，由已知判断推出的判断是"结论"。为了确保结论的正确性，必须满足两个条件：前提条件的真实，以及推理形式的正确。

推理分为演绎推理和归纳推理，分别是从一般性知识的前提，到特殊性知识的结论的推理以及从特殊性知识的前提，到一般性知识的结论的推理。

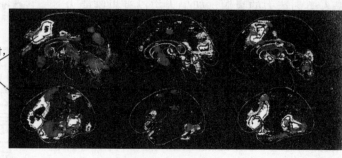

正在思考时，亮区亮度加大加强。

重新思考时，亮区及亮度又加强。

选择就是思维活动的一种

当人们进行新选择时，这种新行为比旧行为需要更多的大脑活动。左图为被测者正在选择合适的用字，亮起来的地方就是记忆力集中、认真思考、做决策的地方。中间图表示当被测者早已决定完毕，现在只是照常办事，就轻松多了，所以亮区及亮度大减。右图为被测者又选择新字，重新费"心思"考虑，于是大脑又活跃起来，蓝色和白色区域都表示重新开启。

下定决策

决策就是决定，是思维的一个重要方面。早期的经济学家曾做出假设，认为纯粹理性的人都会在充分考虑后，做出对自己最有利的决定。

人们在日常生活中，也会根据不同的情况，做出各种决定，例如人们在考虑自己能获得什么的时候，往往会倾向于选择必然得到的，也就是比较确定的、有保障的；而在考虑会失去什么的时候，则往往倾向于尽量减少损失，并尽量避免或降低为了追求收获而承担的风险。

问题解决

问题解决是思维最突出的表现形式。人们常为了达成一定的目标，而必须完成一系列的活动，这就是问题解决。问题具有三个特征：开始的状况、要达到的目标、可能遇到的障碍。

障碍是问题的重要特征，没有障碍就不是问题，也就不需要进行思维了。解决问题的思维过程很复杂，大脑可以根据不同的问题，选取最适当的处理方法。例如，看到附近发生较大的车祸，经过思维、推理、判断，最后决定拨打110或120把伤患送医院急救，自己则暂时留下作证，于是迅速处理完毕这些解决问题的动作。

意识是古老而神秘的谜，至今仍有无数心理学家在探寻着意识的谜底。一般来说，意识是一种知觉，它意味着人们察觉到自己或身体所处的世界。人将自己的这些感受用语言或表情表达出来时，所表达的就是意识，即通过语言表达的心理活动。

通过意识感觉到自我的存在

言语觉知性是意识最基本的特点，人们可以通过语言表达自己的苦痛与喜悦，可以畅谈自己的家人和朋友，可以描述生活的见闻，这些都是人们意识的表达。意识可以表示清醒、警觉、注意力集中等心理状态，也可以包括可用语言说出的心理内容。当然，不能说话的人，也可通过其他方式表示自己的意识，例如肢体、绘画、音乐等。

有人把"意识"和"清醒"混为一谈，这是常见的错误，身为医护人员更应注意。有一种说法认为丘脑是产生意识的部位，我认为在低等的脊椎动物（如爬行动物）可能是如此；但在人类，这可能是错误的。

大脑皮层，尤其是前额叶，才是产生意识的重要部位，丘脑的层级太低了，它至多扮演中间站的角色。只有大脑皮层的前额叶部位，才是真正产生意识的重要部位。这个部位能将知觉组合成一个整体，最重要的是，它使知觉变得有意义，能够计划思考、预估未来，甚至形成概念、做出决定。

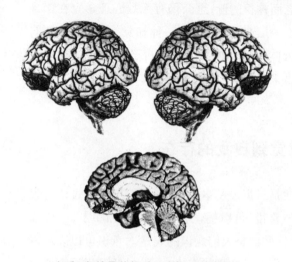

皮质(尤其是前额叶)对意识的重要性

①眼眶前额叶皮质:负责抑制不适当的行为,使我们不致成为欲望冲动的奴隶,能放弃眼前的报酬,以争取长远的利益。

②背侧前额叶皮质:操控信息以形成计划成概念,并决定事情的轻重缓急。

③腹内侧皮质:感受情绪,使知觉产生意义。

④前扣带回:将注意力集中在思考的问题上。

意识、潜意识与智能的区别

没有意识,就没有情绪。人和电脑、机器人的主要区别,就在于机械没有意识和情绪,也永远不会有。著名的心理学家、精神分析权威弗洛伊德将人的心理比喻成一座冰山,意识是露出水面的冰山顶端,占心理活动的较小部分;而无意识和潜意识则是冰山在水面之下的部分,占人们心理活动的大部分。这些理论是弗氏精神分析的核心和支柱。

他认为,精神病患者往往与童年时所受的性侵犯有关,这些可怕的情景可能存在于患者的潜意识中,并成为今日的病因。这种假设和理论常年来成为精神病专家与心理学家争论的焦点。此外,本书讨论意识和思维等其他问题中,也还会有些关于意识的讨论,读者可以参考。

讨论过意识之后，现在来简单地讨论一下"意识"和"智能"。虽然意识的含义比较倾向于神志的清醒状态，而智能倾向于想象力或心智活动的效率，但两者仍有很大的交集。高智慧者，也需要用到意识以及潜意识。

意识的出现与消失

意识是个人的感觉或观察，甚至包括所注意到的事物，而且同时也是一种警觉，或经过比较缜密的思虑，对事物的关心或兴趣。它在深度睡眠或麻醉的情况下消失，陷入昏迷的人也不具意识。但人在做梦时，意识会出现；当麻醉药消退后，意识也会恢复。

某些情况下，我们以"觉察"代替意识。然而，若把清醒状态定义为意识，那就是一种误解了，不能将意识与清醒混为一谈，也不能把对刺激有反应的活组织算在内。意识有诸多同义词，如觉察、敏感、知觉、清醒、深思熟虑等，但彼此间的实际含义不完全相同。

高等智慧与心智活动

在神经科学中，也有一些意识含义所涵盖的心智活动，如注意力集中、警戒、意志行为、理解力、思考力等，这些心智活动通常被归入潜意识中。

智慧较高的动物多起源于脊椎动物，如鸟中的猛禽、海洋哺乳动物、熊以及灵长类动物，这些动物也多具有较明确而复杂的社会化活动，社会化活动和智能的发展也有极密切的关系。

此外，语言系统中，尤其是语法部分和智慧的发展也关系密切，而不只是工具的使用。智能与环境演化，如气候等的剧烈变化、冰河期的影响等，甚至是雌性的选偶，也都有一定的关系。

后续我们将要讨论的问题，就是了解动物是如何从思考而产生智慧的，也等于是聚焦讨论智慧问题，这是比意识更为复杂、更高层面的脑功能。

如何鉴定一个脑子的好与坏，如何裁定聪明或笨？关键就在于：这个脑子是如何思考的？同时也要问，一个好脑袋该怎么工作、完成任务？这两个问题非常重要，也非常关键，却又非常难答。

首先，让我们弄清楚：什么是"智慧"？我认为智慧是神经生理学中一个相当困难的课题。大脑面对、探索各种未做过的事，大脑在各方面累积的结果，就是智慧。智慧与许多问题和学科都有关系，例如行为、神经生理学，甚至于人类演化过程的范畴。

智慧的深度与广度

智慧包括聪慧、远见、速度、创造力、应变力以及你可同时处理的事件的数目等。

对大多数人而言，智慧的本质是具有创造力的聪明、抽象思考力、理解力，以及将大量信息组织成有意义的资料的能力。也有人说，智能或智慧最好的指标，是动物解决意料之外的各种问题的能力，以及使用这些能力完成事情的效率。

著名的动物行为科学家谷尔德夫妇说："智慧就是松动直觉的束缚，为困境创造全新解答的能力"。心理学家延森（Arthur Jensen）指出，有两个因素与智慧高低有密切关系：一个是速度，另一个是可同时处理的事情的数量。因此，可以得出一个可量化的"智力商数"，也就是所谓的"智商（Intelligence quotient，IQ）"。

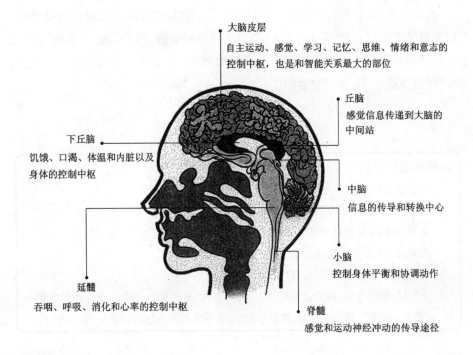

大脑皮层
自主运动、感觉、学习、记忆、思维、情绪和意志的
控制中枢，也是和智能关系最大的部位

丘脑
感觉信息传递到大脑的
中间站

下丘脑
饥饿、口渴、体温和内脏以及
身体的控制中枢

中脑
信息的传导和转换中心

小脑
控制身体平衡和协调动作

延髓
吞咽、呼吸、消化和心率的控制中枢

脊髓
感觉和运动神经冲动的传导途径

小聪明与高智商的 EQ·IQ

高智商对复杂而多变的工作(如医师)来说是必要的,也会为中度困难的工作(如秘书)带来许多好处,但对一般性例行工作(如记账员、出纳等),高智商带来的好处并不如高可信度与社会技能来得重要。

智商也通常与"赢"有关,"智商指数"在一定程度上可以代表智慧的高低,但不代表全部。现在大家常谈论某某人 IQ 如何,EQ 如何。EQ 就是情绪商数(Emotional quotient),在现在社会中,不但需要 IQ 好,EQ 也很重要。简单地说,情商(EQ)包括了情绪的稳定性、对环境压力的抗压性、对恶劣环境的忍耐力,以及脾气是否暴躁、涵养如何等。

智商是才华、远见和创造力的必备条件,但在定义智能时,不可单独或过于强调智商,以免对他人的认知产生偏颇。另外,演绎逻辑也是智慧的一个方面,例如高等数学往往就是一例。

认识自己

61

说到这里已经讲了不少,就让我用两位科学大师的话作为简单的结语吧:"智慧就是有秩序的臆测"(巴罗)和"当选择不明显时,你如何处理事物"(皮亚杰)。这两句话的含义很深,值得大家细细玩味,至少你一定能理解以下这句话,"智慧就是聪明,而且更胜聪明!"

如何提高智商?

想要加强智力、提高思维能力及速度的五大建议:

多看:广泛阅读,以及所要学的活动内容。

多想:在前额叶里反复思考、推理,最后再做决定。

多画:做图表、图像化的信息,一目了然,好记忆、不易忘。

多问:提出问题,试图寻找答案

多回忆:回忆一次,脑子就深化一次,我称之为"放电影",把学的东西像放电影一样,在脑子里播放。播放得越多,就记得越牢,多年后都不会忘。

以整体系统来看,脑与脊髓是连贯的,在发育过程中,神经管末端膨大部位就是脑,而灰质在大脑的外侧,白质在内侧。就位置关系来说,外包的灰质对于白质区来说,就像是"蛋糕上的一层糖衣"。

神经元高度密集的灰质

大脑皮质的灰质,属于中枢神经系统大量神经元聚集的部位,也是产生新奇联想力的所在地。

在灰质区,每平方公厘大约有 14 万 8 千个神经元,神经元之间存在大量化学突触作为通信途径,形成极为复杂的神经回路,而神经元高度密集的灰质,正是中枢神经系统能对庞大信息进行深入处理的部位。

仔细研究,这些神经元彼此之间形成有层次的组织,像是脑皮层中信息相近的神经元会形成许多圆柱体,这些纤细的圆柱体叫作"皮质柱",形式和蜘蛛丝差不多;皮质表面三角形的神经细胞叫"锥状神经元";而微皮质柱大约由一百个神经元组成,一百个微皮质柱可以组成一个"巨皮质柱"。

另外,大脑的每一个半球可以分为 52 个布罗德曼分区(Brodmann area),布罗德曼分区是根据细胞结构,将大脑皮层划分为一系列解剖区域的系统,编号第一号即第一皮质区,以此类推。若把每一块布罗德曼分区拉平,大约为 21 平方公分,大致有一万个巨皮质柱。

根据前述介绍的神经细胞组织的层级,可以了解到一万个巨皮质柱的神经元数量有多惊人,而大脑两半球加起来能处理的信息、互相激发的联结,想必也是无比庞杂的工程了。

记忆量与链接性决定联想力

科学家曾将脑组织染色后,观察神经元彼此间的组织方式。为了处理新事物,这些神经细胞会暂时形成一种六角形的组织形式,然后又消失了,有些组织形式偶尔也可以再现,这些反复再现的轨迹,就会形成人的记忆或习惯。

当人看多了、听多了,累积的记忆和经验越来越丰富之后,看到某件东西,其他相关的事物也会一起浮现脑海;看到某些经典字句,曾学过的类似名句或与之相反的戏谑笑话,也会忽然间一起回想起来……这个机制,其实就是联想力的机制,而联想力的强弱与一个人的记忆、经验有关,并且会影响一个人更积极的创造能力。

当我们进行新的学习或思考,脑部细胞之间会产生变化与互动,细胞数目越多,神经纤维网络越广布,脑中的信息接触点和联结点就会跟着激增,联想力、连锁反应的流畅度也会提高。

所以,不断地学习、探索新知,有助于丰富大脑的经验与记忆容量,也有助于锻炼脑细胞、神经元组织各种信息的灵活性。

愉快是活化大脑思维的最佳吗啡

除了忙碌的信息联结,大脑也是有感官和情绪反应性的,它对于不同的时空、氛围非常敏感,所以学习环境和学习心情非常重要。情绪波动有可能影响神经元所受的刺激和产生的顺序,也可能决定了该记忆是否深刻,或是比较容易被删除和遗忘。

坊间有许多训练大脑的机构和理论,大家可以多方面参考。总之,新奇、挑战、丰富且有意义的学习或刺激,最能引起大脑活跃度。即使原本是枯燥的课本,也可以通过学习方法的变化,使大脑感到有兴趣,进而提高学习效果。

在愉悦的情绪中学习,脑细胞神经元才能活泼,记忆量、记忆长度以及各个记忆片段的接轨、组织效果也才能表现得更出色,这是大脑中很重要的良性循环!读书高手、考试榜首往往都是这样培育出来的。

常常正向思考、乐观豁达的人,其大脑必定拥有绝佳的联想力、判断力,因此容易做出正确的决策,提出的意见也会比较周全或新颖,工作、学习或人际关系上都比一般人更顺利、更有成就。

我们的身体具有"排序性"的节律,这种规律化处理日常活动的例子不胜枚举,比如咀嚼、呼吸、步行等,这些运动只需脊髓的神经网即可完成,类似"一件事接着一件事"的节律,维持这种顺序并未明显涉及大脑皮质,动作的协调大多由皮质下的基底节或小脑完成。

井然有序关键在左前额叶与运动区

如果某些事情对大脑来说是一个全新的运动,这时可能就得依靠皮质中央前回的运动区及前额叶皮质;连续性的活动也可能与皮质的其他区域有关,如额叶的顶侧部。

著名的俄国生理学家卢瑞亚(Alexander Luria)曾对一名盖着床单的病人进行实验观察:当下令要他举手时,他无法做到;但是先要他将手移出床单,再举起手来,他就可以做到了。这是因为病人被需要做动作顺序的计划给难倒了。若人的左前额叶受伤,就无法做计划、安排动作的顺序;如果是左前运动区受损,则是无法连贯、流畅地完成动作。

额叶中风、肿瘤,病症地雷乱爆

额叶底部(眼上方)的肿瘤和中风,也会明显影响活动的顺序。

曾有一位会计师因该部位肿痛,虽然智力完好,但无法进行日常生活杂事。他不知如何下手,不知道该先做哪件事、后做哪件事,像是该要先洗脸,还是先换衣服? 换哪一件衬衫、哪一套西服? 哪一套西服配哪一条领带? 东摸摸、西蹭蹭,还是什么也无法决定。即使太太帮忙打理好了,出了门也是问题……到了办公室更是麻烦了,先办哪一件事呢……忙了一上午,一件事情也没解决。结果造成离婚、被炒鱿鱼,一切的一切,也无法归咎是谁的错。

大脑前额叶肿瘤会因为生长部位的不同,产生千奇百怪的病症,"失序"大

认识自己

概还算是比较轻微的,有些部位的肿瘤还会让人变成"杀人狂"! 这即所谓的"E 症候群",很不可思议吧。

我们只能说,脑部的每一处"机关"都是如此巧妙,一个地方发生障碍,或有一丁点变异,就足以造成人生整个大乱了!

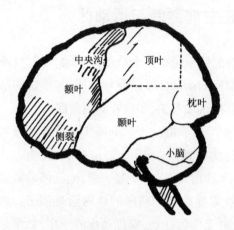

大脑的排序作用

我们身体的"排序性运动",如咀嚼、呼吸、步行等,只需脊髓神经网即可完成,但如果某些事情对大脑来说,是一个全新的运动,这种"新排序"就要依靠大脑前额叶皮质。因此,如果前额叶受伤,人们就无法做计划、安排动作顺序,会明显影响工作与生活能力。

大脑,你在忙什么?

一般人都会认为头大的人比较聪明，聪明的人一定头大。事实上这是不一定的。有人做过研究，成年人脑容积与智力高低的关系并不大，至于儿童，则因为不易测量两者的关系，故无法定论。

0～11岁智力的黄金关键期

也有人认为聪明与否，和大层皮层的厚度有关。但是有研究结果发现，二者确实有一定关系，但不是"厚者聪明、薄者笨"那么简单的关系，而是孩子的智力越高，其大脑皮层增厚的高峰期越晚。

当儿童发育到6岁时，脑容积已经达到成人的90%左右，这时几乎大脑的所有神经元都已经长出来了，以后就只是增加少量的脑容积了。脑容积的增长主要靠什么呢？一般认为主要是靠树突和轴突的生成；这意味着智力较高的儿童，其树突与轴突的增长比较稳定而持久，最茂密的时候，差不多在11岁左右。

脑层的厚薄，或许和突触的成形速度或失去、减少有关。但这仅是研究的初步结果，更何况现在也没有能让神经突触或细胞再增长的方法，所以不必急着去做脑部扫描。

只要认真关心孩子智、德、体、群的全面发展，给予均衡的营养，多读一些适龄的课外读物，多让孩子参加群体活动，在家多和孩子互动，对孩子的智力发展是最实际的帮助。

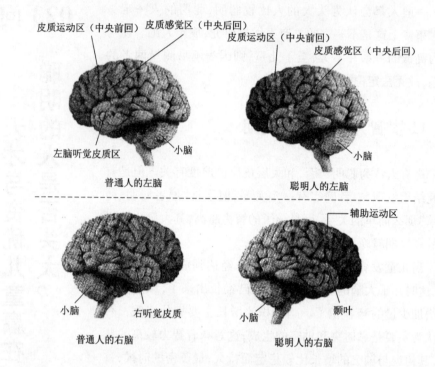

皮质运动区（中央前回）皮质感觉区（中央后回）

皮质运动区（中央前回）

皮质感觉区（中央后回）

左脑听觉皮质区　　小脑

小脑

普通人的左脑

聪明人的左脑

辅助运动区

小脑　　右听觉皮质

小脑　　颞叶

普通人的右脑

聪明人的右脑

聪明人和普通人大脑对比

人们都认为聪明的人头比较大，但经过科学统计，这并非事实。科学家将所谓的"聪明人"和"普通人"的大脑做对比，结果发现两者从结构、大小、重量上都没有太大的差异性；进一步将大脑的沟回做比较，发现"聪明人"的大脑沟回似乎比较深、大脑灰质比较厚，但这一切尚未有具体结论。

爱因斯坦的那 15% 到底大在哪里

聪明绝顶的大科学家爱因斯坦的脑子，与一般人的脑子是否不同？这是大家都非常关心和感兴趣的问题。几年前曾有研究指出，爱因斯坦的脑子并不比一般人大或重，从外部看来几乎没有什么特别的地方。

最近某研究报告透露，美联社在芝加哥发布一则消息说，爱因斯坦在 1955 年逝世，尸体解剖时将大脑单独保存起来。现在有一个专门的电脑程序可以提供爱因斯坦的大脑细节图，使得更多科学家可以前所未有的近距离接触他的

大脑，你在忙什么？

大脑。

　　爱因斯坦的大脑资料,是在图像技术尚不发达的年代保存下来的,所以科学家也很难真正看清楚每一块载玻片*上的脑部细节。尽管后人试图用新的应用程序把爱因斯坦的大脑切片图像仿照脑结构组织起来,但其准确度仍达不到解剖学模型的要求。

　　正像研究人员所说,当时没有核磁共振和三维模型,所以很难确定每一个切片是取自大脑哪一部分。但无论如何,大致部位不会差得太离谱,设法进行数位保存是非常必要和及时的。

　　1999年,《柳叶刀》(Lancet)杂志的一篇论文曾说:爱因斯坦的脑顶叶比一般人大15%,而顶叶对于人的数学、语言以及空间定位能力是特别重要的。如果你也是脑顶叶比较大的人,你应该也具备了惊人的潜能,很接近天才的资质呢!

注:载玻片即组织被切成极薄的薄片后,固定、染色,然后盖上很薄的小四方玻璃盖片密封保存起来。

第三部分　问题探索

【脑潜能大探索】

意识·感官·情绪与智慧,脑突触造就人类各种可能性

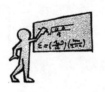

透视大脑天才与瑕疵的 45 个医学观测法,

不禁让人大呼:好险! 就差 1.44%,我们就差点都成为黑猩猩了。

也因为进化为人,我们必须去理解人脑的杰出与复杂,努力维持高功能状态,并积极寻求远离精神病和阿尔茨海默病的威胁……

人类的意识主要是来自大脑皮质的活动,尤其是前额叶。如果说脑是整个国家,那么大脑皮质就是首都,额叶就是总统府,而前额叶则是总统办公室。

人的"精神"来自额叶

有不少人用手指指自己时,会用拇指指着自己的鼻梁上端,真是太奇妙了! 这个地方的内面就是前额叶,是意识产生、情绪认知以及注意力集中的核心部位。许多精神病患就是额叶出了问题,所以,对于这一部位的功能及化学物质的作用,大家必须加强了解,尤其对于现代人来说格外重要。

人类的额叶约占大脑皮质的 1/3,在各种动物中可算是比例最大的,也因此成就了人类的伟大。它不仅负责思维概念、计划、选择性思考、预测未来等等,最主要的是它将知觉组成一个躯体系统,而且使人的每一个部位都变得有意义。

在功能性核磁共振造影发展以后,人们终于更加确知"人之所以为人,我之所以为我",原来就归功于这弹丸之地的几个点而已。

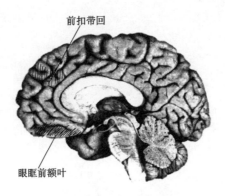

前扣带回

眼眶前额叶

"我"的概念来自何处?

过去的科学家认为,人类的"我"的概念来自眼眶前额叶。近年来,通过核磁共振的研究发现,大脑前扣带回在执行自由意志时很活跃。因此,前扣带回才是人类"我"的感受发生的最具体的地方。

问题探索

自我，全凭经验累积与记忆巩固

　　人类并不是一出生就有"自我"这一概念的，它是在我们成熟的过程中，一点一滴的发展出来的。初生婴儿并不会区分自己的身体和其他物体，当大脑中的身体地图开始接受外界的信息，意识和感觉才逐渐区别出来；紧接着，就是将"自我"发展成一个心智个体；再接下来，是建立起个人的观点。

　　一旦发展出"自我"的感觉后，我们遇到的各种经验都要经过"它"的过滤。大部分时间，我们并不会意识到这个自我经验的存在，只有当我们去反思时，"自我的"感觉才会变成我们有意识经验的一部分。所以，回想、反思，对"自我"的建立和巩固，对于"为什么我是我、你是你"，是一种很重要的意识基础工程。

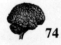

学习和运用语言的能力是先天的，还是后天学习而来的？应该说都有，至于说以哪个因素为主，那就因人而异了。

语言中枢具有先天性条件

一般说来，先天因素有很重要的影响性，是根本条件。如果先天遗传因素不好，那么即使后天相当努力，也很难达到出类拔萃的成就；相反，如果先天遗传资质不错，则在一般的培养条件下，语言能力也能轻而易举地达到一般水准，足以应付生活和工作的需要。

当然，我们并不能忽视后天的影响，如果先天的资质很好，再加上后天的学习、锻炼，尤其是父母、兄弟姊妹、同学、同事的正面影响，自己勤奋学习、博览群书，又有经常争取公开演讲、辩论、讲学的机会，不断加强能力，这样就很有机会在语言方面出类拔萃，甚至达到所谓"名嘴"的水准。

语言训练三要素：博览、多说、胆识

虽然大家都在讲"口才"如何，讲什么"名嘴"，我们也常说某人口齿不清、大舌头、拙嘴笨舌；或者说某人伶牙俐齿、口若悬河，无论是"好"还是"差"，似乎都与口、嘴、牙、舌，甚至腮（即两颊）有关。其实语言能力和这些部位的关系很小，关键在于大脑的语言中枢和前额叶。

语言能力在层次上可再细分，如果是照稿宣读，那大概只要语言中枢灵光就好了；如果是演讲、辩论，那就必须前额叶"一把罩"了。

要想改善自己的语言能力，必须要多说、多讲、多练习，多参加朋友聚会和集体活动，多结交朋友。要敢于讲话，尤其在公众面前讲话，除了聊天是否幽默、健谈，演讲的功力是否达到脱稿演讲、从容大方，这都显示出语言能力的流畅度。像是我的一位多年好友，他原来不太善于演讲，要照稿讲，显得拘谨、放不开。经过私下苦练，后来他逐渐能脱稿演说，而且越讲越自然，感情也充分表

问题探索

达出来,成了很成功的演讲者。

另外,要充实自己的知识和阅历,如能使人感到"听君一席话,胜读十年书",那就是很大的成功了。这样不只显示你的语言能力极佳,更能使人在你的谈吐之间深刻感受到你的灵性与气质。

妙语生花,人际、工作赢在语言能力

语言是人类沟通的重要工具,语言能力好的人,在很多方面会占到便宜。像是有些演说家、演员、电视节目主持人等所谓的"名嘴",能说善道,舌辩群雄,经常妙语如珠,口若悬河,语惊四座,其伶牙俐齿真是令人佩服得五体投地。

为了证明语言能力对人生的正面影响,我在这里也不加谦虚地说:我的语言能力确实是比较好,口才也还不错。这对我多年从事教学工作极其有利,讲课时条理分明、层次清楚、生动活泼,而且重点突出、举例恰当。遇到比较难懂的地方,我也常用图解、动作等,想尽方法让学生容易理解。所以,不但同学们爱听我的课,举办演讲时也是座无虚席,经常获得满堂彩。有一次演讲后,理事长送我一面写着"如沐春风"的牌匾,理事长事后还特别和我说:"不是我吹棒你,你真正做到了使听众如沐春风啊!"

我的语言天分对我的医生事业也很有帮助。我是一位内科医生,一般说来,病人需要请教很多内科的问题和细节,希望从医生口中对于疾病的轻重程度、发病原因、治疗方案等有更多了解,而我往往能简洁、中肯地给病人满意的答复,也因此很容易建立良好的医患关系,并取得病人的信任与合作。

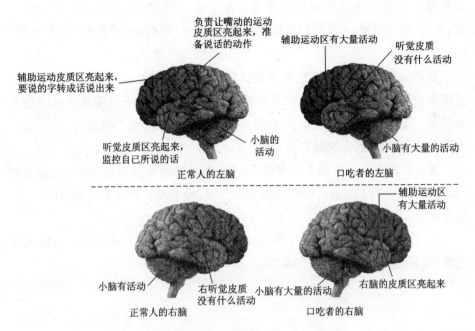

负责让嘴动的运动皮质区亮起来，准备说话的动作

辅助运动区有大量活动

听觉皮质没有什么活动

辅助运动皮质区亮起来，要说的字转成话说出来

听觉皮质区亮起来，监控自己所说的话

小脑的活动

正常人的左脑

小脑有大量的活动

口吃者的左脑

辅助运动区有大量活动

小脑有活动

右听觉皮质没有什么活动

正常人的右脑

小脑有大量的活动

右脑的皮质区亮起来

口吃者的右脑

人的"口才"是天生的还是后天训练的?

人的口才,是先天的也是后天的,二者有关系。

以"口吃"研究为例,口吃的人,大脑皮质运动区(尤其辅助运动区)有大量活动,而听觉区却没有什么监控活动。

人际关系方面亦是如此,"语言"使我犹如一块人气磁铁。我的老同学、老同事遍及世界各地,国内两岸主要在北京、天津和台北。直到这把年纪,老同学、老同事聚餐时都希望有我出席,因为有我就热闹得多,席间笑话不断,经常使大家开怀大笑,气氛一下就活跃起来了。拥有丰富的友谊,人生和心境自然都会更加开阔,这种顺水行舟的生活,语言是不可忽略的功臣。

操弄言语和文字的脑部技艺

语言能力是"天择"或"性择"的问题,从前面提过的语言与工作、生活之间的关系,可以体会到一些与"天择"有关的可能性。

至于"性择"的问题,似乎人们从未将"能说会道"列为择偶条件中的一条。

问题探索

77

尤其现在,大陆女性挑选对象的条件一是房子、二是薪资;台湾也有类似的情况,学历、经历为要,人品反而退居次要地位,大有"郎财女貌"代替"郎才女貌"的趋势。

反观国外,说话的艺术则非常受到重视,尤其在社交圈、公众场合,男方的言谈举止尤其受到重视,这不仅会影响家族声望,对工作升迁或异性青睐也大大加分。不过无论国内国外,无论男女,即使口才很好,也不要夸大其词,或一人独秀,更要避免经常吹嘘自己。

著名作家鲁迅曾讽刺爱吹嘘的人:"孔雀开屏时虽然大放异彩,可是也把'那地方'露出来了";那么鸡鸭之类如果开屏,根本没有什么值得欣赏的,只会徒露屁股、丑态百出了。

所以,除了锻炼大脑语言中枢、训练口语表达,更要懂得使用语言的技术和艺术,才是真正的专家、真正的赢家。

人类和其他动物有一个很大的区别，就是人类有语言，而且是有文法的语言并在此基础上产生了文字。有了语言和文字，对于人类的沟通和思维的进一步发展，都是一大促进。语言是在人类智慧高度发展的过程中一起发展起来的，语言的不断精进，对人类智慧的发展，也不断发挥促进作用，两者双向循环、齐头并进。

文法结构反映语言深度

世界上各民族、各地方的语言有许多种，但是语言学家只认同有语法的语言，所以仍在争论如何界定其他的语言形式。但是，我们身为语言的使用者，只要懂得如何善用语言即可，完全不需介入这种争论。

其实，有语法的语言就是比较正规的语言，也比较容易被用来作为沟通工具。语法确实很重要，对于思维的促进作用也非常关键。

中国人讲话并不强调语法，普通话课也好，中文课也好，都没有传授语法，也没有语法的教科书。但是，并不等于中文没有语法。中文一样有动词、名词、介词、代词、主语、谓语……一样不少，只不过中国人的习惯是自然融会贯通，不讲究也不主张把语法单独提出来讲述而已。

问题探索

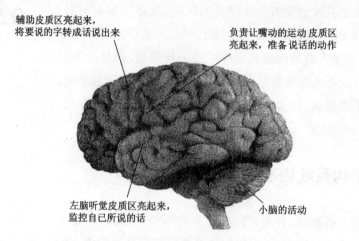

辅助皮质区亮起来，
将要说的字转成话说出来

负责让嘴动的运动皮质区
亮起来，准备说话的动作

左脑听觉皮质区亮起来，
监控自已所说的话

小脑的活动

思维与语言的关系

思维是人类创造力的源泉，主要靠大脑前额叶皮质来运作，一般都要经过以下过程：概念形成-推理-决策-问题解决。思维与语言有密切关系，群居动物的社团活动，如"理毛"活动中的交流，都对语言和思维发展起了推动、促进作用，更不用提人类在社交活动中，真正的语言交流了。

思维与语言是相互促进的，要说话之前一定要先动脑想，那就是思维，思维后说出的话，又促进了语言活动。

多想，多说，多写——大脑最佳的活化运动

语言对思维与智慧的发展具有很高的促进作用，所以，我们提倡多参加社团活动，要敢于在公众面前发表自己的意见。多说、多讲，并不是光动嘴巴而已，每说一句话，或是每写一篇文章，都需经过大脑思考，也都是思维活动的反映。

虽然有的人很有学问，却不喜欢发表，或不善言辞，但是至少要训练自己能书写得出来。如果满腹经纶，却不会说、也写不出来，这人是否有真才实学，那又有谁知道呢？

另外，语言既然代表思维和思想，那么思维的信息来源就必须客观公正，而且要全面顾及。自己的思维过程和角度，当然也必须是客观的。

大脑，你在忙什么？

我个人对文字蛮喜欢的，但我喜欢的不是练字，虽然我欣赏名家字帖，但是我只看不练。文字和语言都是思维的表达，但文字比语言又进了一大步，只有人类才既有语言，又有文字。

练字、写作，脑部活动区大不同

写字、练字和做文章，对大脑来说是很不一样的两回事。写字、练字操练的是大脑皮层运动区，以及语言文字的书写区；而写文章，则要先用额叶区去分析、判断，并把分析、考虑、研究、判断的结果，通过大脑有关的文字区书写出来。

我对文字本身的理解和运用比较在行，我会速读，所以博览群书不觉费力，而且几乎可以过目不忘；我也喜欢写东西，写散文、论文，甚至是写书。但是我的字迹不太好认，尤其是写稿子时，打字的人很难辨认，这也许是因为我思绪运转快速，手总来不及把字句写工整。

另外，我也热爱艺术，包括国画、音乐、相声、京剧等，但这并非左撇子的右脑活化因素。我觉得自己还是比较属于左脑型的人，只不过是右脑也受过一些训练，应该属于"中间偏左"的大脑特性。就是因为这点偏左脑的影响，使我平安度过生活中的困境。现在虽然得了三种不治之症，依然坚强、乐观地熬了过来，不知是否都与脑部有关？

文字的演化

人类的演化过程中，产生了语言，在此基础上产生了文字，语言文字对人类文明的发展起了巨大的推动作用，下面这两张文字石刻是非常早期、非常珍贵的人类文明遗产。

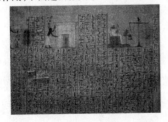

公元前3 400年美索不达平原的一块宝贵的石头，记录着跟供应食物有关的象形文字。

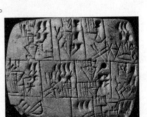

这是著名的"罗塞塔"石，上面刻着古埃及的神秘象形文字，这失落的古代文化遗产，至今无人能够译出。

问题探索

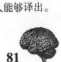

文字放炮，小心两边伤

不过，喜欢写东西的人，对言语、文字使用起来要格外注意，可能因为太犀利、刻薄惯了，所以批评起人来便不知不觉"入木三分"。最近接到一位老同学的短笺，嘱咐大家无论在任何情况下都不要用言语和文字伤人。我马上想起来两天前写稿时，我还拐弯抹角地骂前卫生管理部门官员退而不休，下了台还要偶尔发表言论。于是赶快删掉，可能因此躲过了一场无妄之灾。

文字伤人比言语伤人还厉害，因为白纸黑字，事后很难文过饰非或推诿责任。鲁迅的笔下功夫就非常厉害，他说自己是"横眉冷对千夫指，俯首甘为孺子牛"。

我们一再提到语言区通常位于大脑的左脑（左撇子除外），而且在皮质的两个主要区域，即"布罗卡区"和"威尼基区"，前者最初是德国的神经解剖学家布洛卡发现的，不过法国神经解剖学家达克斯稍早前也曾有同样的发现，所以联合其名，称之为"达克斯布洛卡"。

语音辨识与转译机制

前述两大块语言区又可分成处理不同功能的次区块，一旦进来的声音被鉴定为语音之后，字就被分割出来并赋予意义。通过脑造影检测等显示，大脑其他地方，如脑岛等，也与语言有关。

现在已经通过实验证实了人的左、右脑对语言的功能区分如下。

①左脑

专司语言会话、理性行为。

②右脑

专司辨别脸部信息、注意力的专注以及区分感知差异等工作。

科学家研究认为，语言的字义分析可能是发生在大脑的"威尼基区"，句法则可能是在"布洛法区"附近产生的。这些分区实际上也不是整整齐齐，多半都是模糊不清，没有明确范围界限。

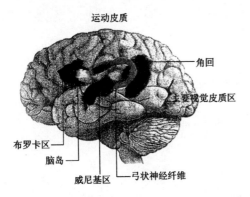

运动皮质
角回
主要视觉皮质区
布罗卡区
脑岛
威尼基区
弓状神经纤维

和语言有关的脑区分布图

脑中有两个重要的语言区：即"布罗卡区"和"威尼基区"（均以人名命名），另外还有一个角回也与语言有关。布罗卡区靠额叶，近皮质运动区，此部若受伤时可听懂但不能言语。两个区受伤时会表现出不同的失语症状。

问题探索

大脑皮质层的闪闪光点

　　脑部的威尼基区如果受到伤害，会造成某种程度的"失语症"。特征是病人说话流利，文法结构也还好，远一点听不易察觉有什么不对，但仔细听就会发现，他所说的都是无意义的字、错字，使整个句子变得没有意义和内容。

　　以功能性核磁共振进行检测，可以发现以下情况：当你在进行阅读、聆听说话、想某些字或是想一个字并把它说出来时，脑皮质活动的区域都不同，在核磁共振仪器上显示的发亮点也都不同。（参见附图）

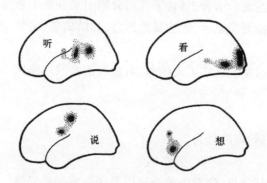

"听""看""说""想"文字时，大脑作用区分布

脑中的皮质文字区和语言区有着显著的不同，上图为用正电子扫描所得的结果，可见人在"听""看""说""想"文字的时候，皮质的兴奋区皆有所不同。例如"听"在颞叶，"看"在枕叶，"说"在中央前回运动区，"想"在额叶。

人和黑猩猩或人猿不同,除了外貌和理解力等智慧的差别,还因为后两者没有真正的语言。

有人认为人猿有语言能力,实际上,它们虽然会用象征性的方式使用符号(抽象的符号系统),但那不是语言,因为没有正确的语法。语言不一定是要用说的或写的,用手势也可以。黑猩猩是否会用手语,至今仍有争论,因为它只懂得动物师的手语,所以被认为此定论不够客观。

声音、图形、手势也是有效沟通的方法

有人用人猿进行研究,设计了一套人造图像系统放在电脑键盘上,母猿的老师按其中一个图形键并指明需要的物品或行动,电脑就会说出那个字,按键也会亮起来。一只两岁半的小猿只是从旁看过母亲受训,就已经学会有系统地使用键盘上的某些图形字了。于是,它们的老师以后在日常生活中就常带着键盘,训练的日子一久,小猿就能自在地使用键盘,要求自己想要的物品或想去的地方,而且会用代表面包的图形泛指所有的面包,这是很突出的成功例子。

从人类的语言研究发现,左脑型(指惯用右手)的人,其左脑语言区在讲话或进行手语,或是看到母语的句子时,都会启动。值得一提的是,黑猩猩比手势时,这个区也会启动。所以说,黑猩猩的手势和语言很可能有一定的关系。

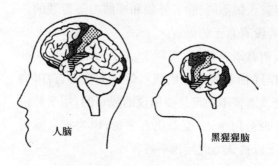

人脑　　　　　　　　　　　黑猩猩脑

黑猩猩有没有语言？

黑猩猩和人猿有没有语言，一直有所争论。虽然它们会用手势，但多数学者认为那不是语言，因为没有语法。黑猩猩和人类虽是近亲，但是两者从脑部大小、结构、功能还是有非常多的不同，人脑比黑猩猩的大许多（见图），而且额叶占比也明显较大，这对于智慧、语言能力肯定有深远影响。

人脑胜在容积量与联结度

综上所述，人猿和黑猩猩是否有语言或类似的语言，这还是一个有争论的问题，还是所谓的模糊地带。

无论如何，无论黑猩猩或人猿有没有真正可以沟通的语言，它们具有颇高的沟通能力，这一点应该是可以肯定的。这种情况并不奇怪，因为人类的大脑，和黑猩猩及人猿的大脑虽然在结构上有很多相似之处，尤其和黑猩猩的大脑更像，但是还是有所区别。

我们人类的大脑比较大，联结度也更高级。我们的祖先在演化的过程中，和黑猩猩分道扬镳以前，一部分神经网络确实是相同的，只是人类经历重大的改变而发展到现在的状况，已经产生了真正的语言、文字，而这个能力远远超越了其他动物，也大大地推动了文明的发展。

大脑，你在忙什么？

说谎和骗人，只有当有了语言、文字以后才可能发生。所以，可以说只有人类，或许也包括类人猿，才可能说谎和骗人。当然，这里说的是蓄意、有意图地说谎欺骗。

为什么有了语言和文字才可能说谎和骗人呢？倒不是因为谎言必须用说的或写的来传递信息，才能达到骗人的目的，而是只有当动物发展到有了语言、文字以后，其智力才足以达到产生蓄意骗人的行为。

谍对谍，仙拼仙，人脑具有斗智的天性

有足够的智力，即使不用语言或文字，一样可以达到骗人的目的。例如在农收季节，农民会扎出戴着帽子的稻草人，用以欺骗恐吓麻雀；人们不在家时，有时会拉下窗帘、开着灯，假装家中有人在，以免小偷来闯空门。实际上，这些都是欺骗行为。

但是，母鸡下蛋后会高叫一阵子，那是天生的生理行为。母鸡没有生出蛋来时，却偶尔也会大叫一番，让人们误以为它下蛋了，或者说人因此受骗了，但这不是母鸡蓄意的，所以不算是欺骗。

同样的故事也有发生在公鸡身上。有一个叫作《半夜鸡叫》的故事，说有一个长工叫高玉宝，他和其他的长工们每天的工作时间非常长，也很努力认真。但是，地主还嫌不够，他想了一个办法，要让长工们更早起床下地干活。

地主在天还未亮时，就蹑手蹑脚地跑到鸡窝，学公鸡司晨啼叫，学得非常之像。结果他一叫，公鸡也都跟着叫了起来，长工们就得起床下田去干活。就这样，长工们每天早起一两个小时，每天在田里工作十几个小时，累得全身酸痛，但是没睡多久，公鸡又叫了。

高玉宝这个长工很机灵，他觉得不太对劲，夜里就躲在鸡窝等着。果然不久后，地主就偷偷摸摸地学起鸡叫，公鸡也跟着叫起来。高玉宝知道了这个秘密，就决定好好地惩罚地主一番。

问题探索

第二天,他很早就躲在鸡窝旁埋伏。不久,地主又来了,高玉宝就大喊:"有贼啊! 大家快来捉贼啊!"边喊边把地主按在地上毒打。

一会儿,长工们都来了,把地主打得哭爹喊娘,哭着求饶道:"别打了! 是我呀! 是老爷我呀!"高玉宝脚踩着地主的脖子问:"你为什么半夜三更到鸡窝来?"地主也只有跪地求饶,答不出来。但从此以后,不再有半夜鸡叫的事情发生了,长工们也算出了一口气。

这个故事里欺骗人的,不是那些跟着打鸣的公鸡,因为它们不是蓄意的,地主才是故意骗人的罪魁祸首。

语言意念的歧路——善谎言·恶欺骗

说谎和欺骗不见得都是恶意的,也有许多情况下是所谓"善意的谎言"。例如,到人家里看见主人刚吃完饭,主人忙着招呼,并问"吃饭了没有",这时客人往往因为不愿意给主人添加麻烦而说"吃过了,吃过了"。其实,他还没有用过餐。这种说谎和欺骗,其实出自善意,属于"善意的谎言"。

另外,像是癌症晚期患者的家属,不愿意让患者知道自己罹患了癌症,怕他精神上会受不了。就和医生沟通,希望不要让患者知道病情,医师也就只好对病人隐瞒。当然,这也属于"善意的谎言"。

而所谓"恶意的欺骗",是像结过婚却不说,另有图谋;或是收受贿赂、知情不报。这都是典型的隐瞒,而且意图不轨。

所以,语言究竟是该正着听,还是反着想? 必须从不同的立场出发,根据当时的具体情况来分析判断。意念的善恶不同,会让听起来一样的"同一句话",背负着天差地别的目的与后果。

自欺欺人,大脑的自保措施之一

人们不只会互相欺骗,还会欺骗自己。例如,我们常听到有些父母,甚至我们自己会说:"我的小孩绝对不会这样做""我的小孩绝对不会说谎"。其实,这往往就是在欺骗别人,也是在欺骗自己。

事实上,教导儿童说谎的往往就是父母。例如,父母在带孩子去朋友家前会说:"千万不要说叔叔又胖了!"或是"见了奶奶,你要说非常喜欢她送你的那条裙子,千万别说你不喜欢、从来没穿它"等等的话。

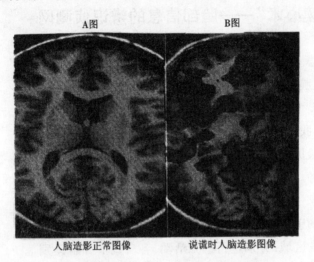

A图　　　　　　　　　B图

人脑造影正常图像　　　　　说谎时人脑造影图像

从核磁共振造影看说谎时的人脑变化

图 A 是正常图像。图 B 是人们说谎时,通过功能性核磁共振造影所显现的图像。图中阴影的区域,表现出大脑的异常活动。

问题探索

正是因为人们都可能会说谎，所以"天择"便决定了人们不但会说谎，同时有辨别其他人有没有说谎的能力。

大脑的"读心术"——脸部信息的辨识侦测网

人们在思考或说话时，都会释放大量的情绪和意念，通过说话语调、脸部表情、肢体动作等媒介传递出来，信息集中于脸部。

相对的，我们也会从别人的脸部获得感知，这应该说是人类发展得最厉害的"视觉技能"，而且在社交互动中扮演了很重要的任务。

过去大家一直认为，人的脑中有一个专门的系统，负责调节对脸部的感知。而现在我们已确实知道，人脑其实是通过许多不同的区域，分别进行感知活动，各自调节和解读别人脸上的不同信息。例如，负责观察身份和察觉表情、眼睛或动作的神经通路都不同。

不但如此，人类在出生后不久就喜欢看大人的脸部，胜过于看身体其他部分或其他的物件。婴儿在七个月大之后，开始会对特定的表情做出适当的反应。

大脑的"欺敌术"——测谎器破不了的高端伪装

随着成长，大脑对脸部的感知能力不断发展，可以提供大量信息，使人与人之间的社交互动顺利进行。人们从他人脸部的观察，可以得知对方的情绪、是否感兴趣、是否说谎等等。这种能力并非人类所独有，黑猩猩和恒河猴也有。

人类虽有说谎和骗人的能力，但是也往往会发生误判。像是有时人们可能看出情绪，却不一定了解情绪的由来；另外，人类也会控制自己的表情、掩饰自己的情绪。情报特务人员在这方面就很厉害，但是反情报机关也有一定的辨识能力，例如鉴别真笑和假笑，真笑主要会牵动两条特殊的肌肉，特别是将咀嚼肌往上拉动颧大肌,和拉动脸颊形成眼角鱼尾纹的眼轮匝肌外侧,这条肌肉也会把眉毛往下拉;而眼轮匝肌不是随意肌,所以假笑时眉毛不会向下,不过拉紧的颧大肌会把脸颊往上挤,形成眼角的笑纹……当然,现在更有测谎器问世,只可惜那也不是万能的。

欺骗和说谎虽有善意与恶意之分,但即使是善意的欺骗,也不要习惯动不动就说谎,恶意的就更不必说了。

毕竟,说谎给人的印象就会不好,如果背上一个"瞎话篓子"的恶名,那是很难洗刷掉的。

问题探索

人照镜子,而且爱照镜子,尤其是俊男美女,越照越得意。就大脑发展来说,人是被尊为高于动物界的,除了人和黑猩猩以外,其他动物都不会照镜子。

内心"无我"的动物世界

可别小看了照镜子的学问,它是人脑中的一项重要功能,和许多理论都有关呢!

动物也有所谓能否"自我觉知"的能力,譬如能辨认出异性、年纪,或是辨认出亲属与非亲属等特征。生物学家也认为,许多动物似乎具有能够辨识雌雄、长幼、亲疏的能力。而且,它们并不需要"了解自我",也能生存得很好。

"镜像测试"一决智力高下

要测试动物自我觉知的能力有多高,最简单的就是"镜像测试",如果能认出镜子里是自己,就意味着这个动物至少发展到有自我觉知的程度。同样,能对身体有自我觉知的反应,就显现脑部智慧极高了。

除了黑猩猩以外,目前还没有发现其他动物会通过照镜子来自我认知。当你让狗去照镜子,它一点都不会感兴趣;但人类自婴幼儿时期,就能从镜子里认出自己了。

镜像自我认知的测试,暗示了生物体自我概念和自我觉知的存在,这是最基本的自我感觉,还不用谈论到自我的抽象概念,不需要复杂的态度、价值观、情绪、记忆等来确认。人类可以本能地认出镜子里的人是自己,显示在这个部分的智能起跑点上,人类已大幅超越其他动物了。

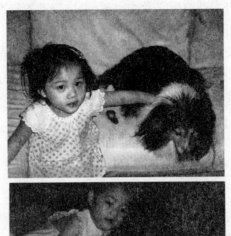
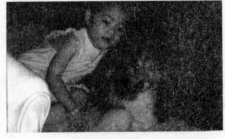

狗会照镜子吗?

狗确实不会照镜子,它不知道镜子里的动物就是它,这只狗叫莱西,是我儿子从美国带回来的,是纯种小型牧羊犬,非常聪明,会再见、谢谢……还会拿拖鞋、玩足球、顶球、运球等。去年死了,11岁,我们都很想它。

问题探索

这个问题引起许多动物研究者的兴趣,但比较难找到答案,主要是因为动物不会像人类一样说话。

意识有很多层级,现在大部分学者都同意哺乳类动物有意识,但是发展到什么程度,就是争议所在了。意识可以分为"核心意识"和"延伸意识",核心意识可以简单理解为最基本的认识;而延伸意识是相对性的,其困难度较高。

动物级别越高,意识延伸能力越强

为了确定动物的延伸意识,首先需给延伸意识一个明确的定义。延伸意识就是对最基本的意识有或多或少的延伸。例如,苹果可以吃,橘子也可以吃,它们都是水果,含有大量维生素 C……(这都是延伸),而且还可以预防坏血病、动脉硬化等(这些更是延伸)。说到这里,我要声明,现在讨论的问题属于心理学的范畴,虽然生理学家也应该懂,但理解这个问题需要下一点功夫,这也可以说是本书中比较艰深一点的部分。

首先,不要把"核心认识"和"自我认知"弄混了。研究自我认知的学者提出一些例子,可以看出自我认知的程度之别。譬如,从仅仅知道自我感觉或环境的刺激(如"我看见一块石头""我感到一根刺"),到需要抽象地决定和概念化的能力(如"我不算聪明,也不笨")。

另外,动物学者还必须注意厘清两个领域,即动物的自我觉知,以及动物的后设认知(对思考的再思考)。

在这里我要提出,"后设认知"和"延伸意识"也完全是不同的两回事。我们在前面简单讨论了自我觉知问题,下面就专门讨论动物的后设认知,也就是动物是否会对自己的思考进行再思考的问题。

大脑的时间旅行——思考后的再思考

在研究动物思考时,研究反身意识的比较新的方法,就是寻找"后设认知",

也就是思考自己的思考,觉知到自己的心智运作。但是,动物会思考自己知道的事吗? 这又是一个难题。

通过所谓"不确定"试验,让动物在实验过程中选择其结果:①高;②低;③不确定。结果,猴子和海豚都有选择"不确定"的时候,因而被认为它们都有后设认知的能力,意思是它们能够思考自己刚才的思考是不是对的,也就是思考的再思考。

但也有学者反对这个判定,因为有一些实验是用类人猿来进行的,也没有最后的结论。目前的意见大致是:某些动物若有后设认知,这种动物的智慧就比较高。

动物没有情节记忆,也不能做时间旅行。以老鼠来了解动物后设认知的研究,似乎能使人们有很大的想象空间,但在下结论前还需仔细推敲。

本书主要是讨论人脑的有关问题,若涉及到动物的大脑意识和思维问题,主要也是为了用来和人类脑功能做比对。所以,我只准备做一些最基本的介绍,指出比较成熟的结论和存在的问题。

还是那句话,因为动物不会说话,所以有些问题看来并未得到确切的答案。在此仅示范性地介绍几个相关研究,让读者有机会了解人和动物脑部的差异性。

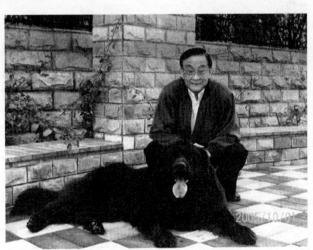

纽西兰獒犬的天性

这是一只纽西兰獒犬,与藏獒有血缘关系,是藏獒到纽西兰后繁殖的,它是一种工作犬,可以在水中救人,非常勇敢。我想这是纽西兰獒犬天性使然,不是有意识的行动。旁边抚着獒犬的是作者本人。

杏仁核位于大脑皮层下中枢,透视边缘系统可以简单看成两个部分:前面与嗅球相连,后与海马相连。而且左、右大脑半球成对,与丘脑、下丘脑等都有千丝万缕的联系,彼此之间的关系十分复杂。

从恐惧到暴力的调节钮——杏仁核

根据相关研究指出,焦虑、暴躁、暴力、凶残、大胆狂妄或老是怒气冲冲的人,都与脑部杏仁核区域的受损、异常或较大有关。如果杏仁核的刺激会诱发恐惧和愤怒,那么去掉杏仁核,是不是就会消除这种情绪呢?

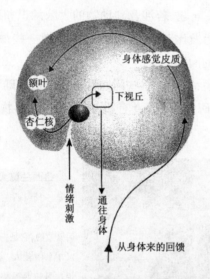

身体感觉皮质

额叶

下视丘

杏仁核

情绪刺激

通往身体

从身体来的回馈

情绪在边缘系统(主要是杏仁核)产生

杏仁核一直不断地"品尝"各种输入信息,判断
它们重不重要,然后做出情绪反应。图中显示
杏仁核接收到刺激后,传至前额叶产生情绪,再
由前额叶做出判断和决定。

事实确实如此。早在 1939 年就有人用猴子做实验,他们将猴子麻醉后开颅,从脑底最接近杏仁核的部位将两侧杏仁核的组织吸去,猴子手术之后就变

大脑,你在忙什么?

得十分温驯,但也因为缺乏竞争性,在族群中的地位一落千丈。

而它们对人类原本并不信任,会尽可能躲避,但手术后却变得完全没有戒心,这也是非常特别的现象。

动物强者赢在野"杏"本能

台湾医学院前院长,同时也是脑行为专家的尹在信博士曾做过一个重要的动物实验,观察猴子去掉两侧杏仁核以后的表现。他们养了 20 多只恒河猴,将它们放在铁条构成的测验箱里,灯亮后 3 秒钟箱底通电,猴子如要避免电击,就必须在 3 秒内腾身跳起、抓住壁上的把手,使身体悬空。猴子经过几次教训以后,很快就学会了这个技巧。

实验人员将两只猴子同时放进测验箱里,因为把手只有一个,两只猴子为逃避电击,必得争取到把手,争不到的就只好挨电。于是强弱立判,如此两两配对,就能够列出猴群的优势排行榜来。

下一步将最强势的猴子施以手术,摘除两侧的杏仁核,等它完全恢复以后,再进行同样的实验。发现它的地位从云端降到谷底,与其他任何一只猴子配对测试时,它非但不敢去抢把手,甚至让对方踩在自己的头上当跳板。

猴子原有不同的性格,有的横行霸道,盛气凌"人";有的则独来独往,悠游自在,"人"不犯我,我不犯"人"。杏仁核摘除后,前一类型所受的影响最大,地位显著下降;后一类型的影响较小,仍保持其名士派头。其他动物经摘除两侧杏仁核以后,也同样变得温驯可爱,被手术的猫会任由老鼠啃啮它的耳朵,野狐也会温驯如家猫。很不可思议吧,野性竟是可以通过手术连根拔起的。

我们一生中几乎有三分之一的时间都用在睡觉上，感觉似乎太"可惜"了。不是说脑子活动时消耗的能量不太多吗，那么是否打几个"盹"就够了？

据说，马那么累却只睡3小时就够了，如果人睡上2小时就够了的话，那可以多出多少工作时间，创造多少劳动价值啊？！

"动感超人"最容易过劳死

可是，事实相反，人必须保有足够的睡眠，否则就会出现很多事故和"过劳死"；老鼠如不睡觉，不久也就行动蹒跚、食欲下降，不到一周就死了。金氏纪录曾有人264个小时不睡觉，但第2天就有些神志不清，第10天就疲惫不堪了。

然而，人入睡以后是否就细胞休息、电波停止、介质消失了呢？完全不会，根据脑波的记录，睡眠有两种类型，一是"快波睡眠"，眼球上下左右快速运动，故又称之为"眼动睡眠"；另一种是"慢波睡眠"，无论何时，大脑依然是运转着的。

减少干扰，才能养出好脑波

入睡的机制很简单，早期的解释更简单，认为没有了外界的刺激和干扰传到大脑，大脑缺乏兴奋，当然就入睡了。

随着神经化学研究的进步，大家开始知道人体在逐渐进入睡眠状态时，神经化学物质不但没有收工放假，而是在有规律地值班值勤：脑干中释放去甲肾上腺素和血清素的核开始逐渐淡出，而脑桥释放乙酰胆碱的核则开始登场，不久眼动睡眠的高潮退去，去甲肾上腺素和血清素的两个核又代之而起，再度进入慢波睡眠。

丘脑在慢波睡眠中也扮着重要角色，于是就像交响乐一样，"'动眼'"与

'脑波'齐飞,秋水共长天一色",好不热闹,如果再遇上这位"周公"打鼾和梦呓,那就内外合鸣,更精彩了。

尹在信教授的研究中发现,在准备睡觉到睡着以后,可以分成几个阶段(可以参考图示)。

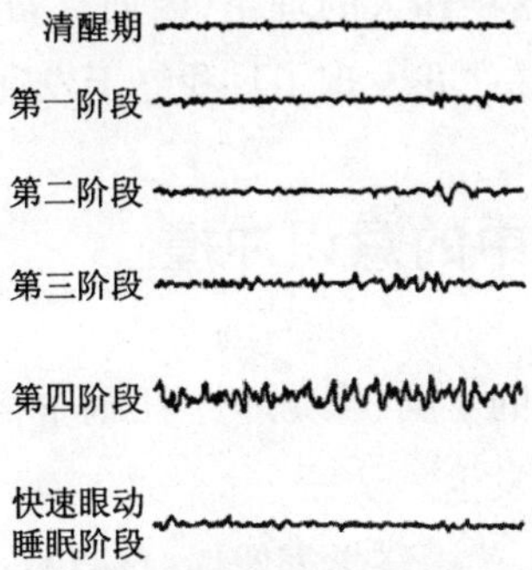

①清醒期

昏昏欲睡时产生的脑电波。

②第一阶段

身体放松,呼吸变慢,容易被外部的刺激惊醒的浅睡阶段,约持续 10 分钟。

③第二阶段

偶尔会出现谁眠纺锤波,个体在此阶段较难被唤醒,约持续 20 分钟。

清醒期

第一阶段

第二阶段

第三阶段

第四阶段

快速眼动
睡眠阶段

睡眠时的脑波变化

④第三阶段

脑电波频率降低,波幅增大,出现 delta 波,有时也会有睡眠纺锤波,约持续 40 分钟。

⑤第四阶段

深度睡眠阶段,多数脑电波开始呈现为 delta 波时,个体的肌肉进一步放松,身体功能的各项指标变慢。

⑥快速眼动睡眠阶段

脑电波与清醒期相似,梦大多发生于此阶段,在第一个睡眠周期持续约 10 分钟,然后逐渐增加。

每日起床与睡眠保持定时,维持良好的作息规律,让睡眠周期能确实运行,就能帮自己养出最稳定的"大脑波型"韵律,不仅工作时活力充沛,沉静时也能心无杂念,睡觉时更能快速入眠,而且一夜好眠。这种正确的"睡眠投资"不仅是一种享受,还能让你每日增值,赚进愉快、健康与长寿等美好的利息。

科学家们为了追求真理，往往废寝忘食、思索终日，终于突然获得灵感，而一举成功。例如，伟大的物理学家阿基米德就曾为了探究水的浮力问题日夜思考，甚至在洗澡时也思索。有一天，他终于在澡盆中发现"物体入水，必减轻同体积之水重"这项伟大的理论，因而兴奋得没有穿衣服就跑到马路上，大喊："我发现了！我终于发现了！"

无意识中的意识冲撞

梦中的大脑，像是一个任脑中信息任意撞击的魔术帽，总有惊喜发生。

同样，德国科学家罗伊（Owo Loewi 1873—1961 年）日夜在思考一个问题，即刺激迷走神经使心跳减慢的机制。真是日有所思，夜有所梦。他做梦找到了证明这个机制的方法，醒来后高兴得不得了，决定第二天就做实验证明。但是等第二天醒来，他忘记了梦中的方法，无论如何都想不起来。

不久，有一晚他又做梦，又梦到证明的方法，他努力醒过来，把梦中的方法记下来才继续入睡。但是第二天，他却怎样也认不出自己的字迹，这真是让他懊恼不已。

后来有一天，他竟然又梦见自己在做实验，这次他挣扎起床付诸行动：用两个底部以管子相连的瓶子，其内各装一颗解剖出来的蛙心，一颗连着迷走神经并以电流刺激之，结果这颗心跳很快减慢。不久，另一颗心脏也逐渐心跳减慢，就是因为电刺激迷走神经使之产生乙酰胆碱，而通过瓶子下端的导管传至另一瓶子之液体中，使该瓶中心脏的心跳也跟着减慢了。

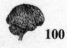

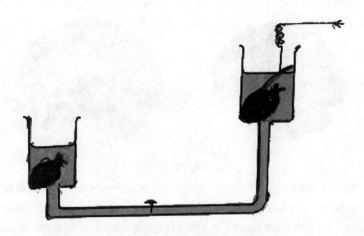

科学家罗伊通过此装置发现了乙酰胆碱

这个发现证明了神经传递物质（即介质）的存在及其作用，而且不只是一个乙酰胆碱而已。由于这个发现在当时生物学中有很重要的意义，因而罗伊获得了诺贝尔奖的殊荣。

梦是神经脉冲的碎片，也是合成体

大脑的各种现象，实际上牵涉到整个中枢神经系统，而各种介质在其中都有非常重要的作用，屡屡被提到的如多巴胺、血清张力素等都是介质。另外，乙酰胆碱、肾上腺素、去甲肾上腺素等等也都是介质。无论人是清醒着，或是在睡梦中，它们都会持续发生作用和影响。

梦是一种睡眠时产生想象的影像、声音、思考或感觉，通常是非自主性的。虽然梦的成因还不确定，但根据目前最新的科学解释，认为这与神经脉冲中一些未被处理好的脉冲波（impulse）有关，这些脉冲波会使我们大脑中的一小部分从睡眠状态中活跃起来。

问题探索

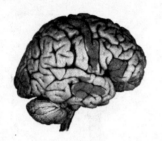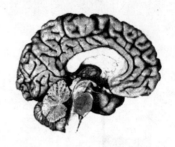

做梦时的脑部变化

听觉皮质回路辅助运动区及视觉区起活化反应,使人产生如真似幻的梦境,背侧
前额叶活动区则活动减低。这是掌管真实性及唤醒思考的地方,侧面可见脑桥
活跃,并分泌出乙酰胆碱纤维刺激大脑,促使记忆元件拼凑而出,怪诞支离,再由
大脑适当补辍、拼合,遂成"梦"。

根据研究,脑干中的脑桥无论在清醒或睡着时,都会不断发出信号,即使入
睡后,这些信号依然刺激活化着大脑的意识部分。也就是说,脑的"无意识部
分",在睡梦中会持续处理着资料库的记忆、信息;而"有意识部分"的活动,则因
感觉系统被切断而降至最低,只有当记忆库流出的信息脉冲进行刺激时,才会
间歇地活化一下有意识部分,促使它借由联想编织出一段梦。而当另一脉冲到
达时,则又编出另一段梦,原有梦境就会突然改变。也因此,梦总是被认为凌乱
而没有逻辑,是没有价值的东西。

其实,梦里确实有许多真实的成分与有意义的思维。根据研究,有些人甚
至有"控梦"的能力。在睡眠时,他依稀能感知自己身在梦中,还可以从梦中萃
取意义、获得灵感、延伸思考,如前述科学家还因此获得诺贝尔奖。所以,不要
小看做梦,好好享受做梦的时刻吧!

人们对于"梦"，总是觉得像是雾里看花，存在着许多疑问，似明白似糊涂。大家常说"人生如梦"，又说"往事如烟"，所以觉得梦就像雾、像烟，梦里的事都似经历过，并不陌生，但是来无影、去无踪，醒来一场空。

眼动睡眠期是做梦的高峰

人睡着了大概都会做梦，尤其是在"眼动睡眠期"，不过许多时候醒来就忘记了，除非是印象深刻的梦。像"南柯一梦"，就是说一位书生在树下午睡，进了蚂蚁国当了乘龙快婿，荣华富贵一辈子，醒来才知道不过一场梦而已，但印象却相当深刻。

人们经常赋予梦神秘的色彩，报上也常刊载托梦破案的事，真是令人啧啧称奇。只是托梦者报案的破案率如何，是个个灵验，还是偶尔一两件成功特例才被报道，就不得而知了。

广大记忆量体的随机漂移

精神分析大师弗洛伊德认为，梦是被压抑的潜意经过改变后的再现，而人类受压抑最厉害的是性欲，所以梦中所见都带有"性"的色彩，例如高山是阴茎、峡谷是阴户等。我对此理论持保留态度，以目前的科学研究也无法全面获得共识。

生理学者一般认为，"梦"实际上是大脑海马等部位对贮存记忆的释放，这些记忆信息是零乱、支离破碎的，而且包含过去、近期的所有知识和经验。经过大脑额叶的整理、编辑，勉强有所关联，但又不可能完全连贯及合理，甚至有时断断续续地穿插或顿止，这就是梦。

神经系统的研究者则认为，当眼动睡眠之际，脑波所释放的乙酰胆碱冲击大脑，使大脑记忆的元件拼凑释出，并加以补缀编修，而成为"梦"。梦是很难由单一主题去界定的,临床实验也发现,各式各样梦境的由来其实多如牛毛,虽然这些理论都尚待进一步证实,但我觉得比起弗氏学说这些更合乎逻辑和可能性。

大脑,你在忙什么?

美是人类及祖先的感官、感知与认知,经过数百万年发展演化的结果,与大脑的进化程度有密切的关系。

基础美感和基因有关

美也许带有不少浪漫感,但其实是充满等级与层次的身心认知。最初阶的美,必须先越过看得顺眼、不奇怪等门槛,这种感受和感知有助于带给别人安全感和亲近的欲望。

而进一步的美感是"对称性",例如人的外貌、身体的匀称度,这都和良好的遗传基因、生理和心理状态以及健康有关。对称性高的脸孔和身材,吸引力总是比较大,会吸引比较多的青睐,外遇性行为也会比较多,而且也与生育能力有关。

不论男女,"对称"似乎都是基因品质潜在的显现,以及吸引力的主要指标,这样的例子不胜枚举,大家可以就自身见闻举一反三,加深理解。

自然界的碎形魅力

很多自然物体都表现为"碎形几何学"(fractal geometry),又称"多形几何学"。在自然界中,山脉、河流、云雾、海岸以及林木、花草,都不是简单的欧式几何学的直线三角形、四方形所能代表的,而是弯弯曲曲的。

实际上,这弯弯曲曲也是它的规律,这就是碎形几何学,是一个"比较美学"的学问。我在台湾医界杂志中曾以"科学与艺术"为题,对碎形学做过深入浅出的介绍。自然界如果不是碎形的,而是直线的三角形或四边形,那简直是难以想象了,一点一丝美的感觉都没有了,许多名贵的山水风景绘画和照片,也就会失去了它们往日的光彩。

艺术和美有密切的关系,在下一题中会有所探讨。这两题不但是讨论"美"的问题,也是在回答艺术与动物演化,尤其是大脑演化的关系。

问题探索

灵长类也懂艺术，只是技不如"人"

只有灵长类动物才发展出了艺术，而有些艺术是人类所独有的，有些则是黑猩猩也有的。黑猩猩，特别是年幼者，拿到铅笔或颜料时，会全神贯注地去使用，专心到竟会忽略平常所喜欢的食物，还会对同伴置之不理。如果画画中途被打断，有时还会盛怒。

黑猩猩真的很喜欢画画，还会挑剔作品和画具，它会拒绝使用钝头的铅笔来作画。

前不久，有一只叫刚果的黑猩猩，在拍卖会中以一万两千英镑卖出了它的三张系列作品。刚果是莫里斯先生的主要研究对象，当然，莫里斯先生也研究其他灵长类的作品。但他特别指出，黑猩猩与人类艺术有许多共通的特征，最大的差异性则是黑猩猩对色彩并不是很在意，会将各种颜色混在一起形成棕色后再使用，而且不会等一种颜色干了再刷新颜料，所以常把颜色弄得很脏乱。另外，它们作画的时间很短，每张画不会超过几分钟。不过，无论如何，科学家或艺术家们都承认——黑猩猩确实会作画。

当然，还有很多的艺术形式是人类独有的。例如，大猩猩不会演奏萨克斯风，黑猩猩也不会写戏剧作品，其他的动物当然更不可能欣赏艺术或是创造艺术品了。

"艺术"应该"美"，但"美"不一定是"艺术"，这句话清楚地说明了艺术与美之间的关系与层次。

艺术会让大多数人欢愉，给人以美的感觉。有的人却认为"美"和"艺术"无关，这是完全错误的。人们去艺廊、艺术馆看画展，或去听音乐等，都是在追求"美"，使心灵更充实，使精神更愉快。所以可以说，艺术和美，对人的性灵和精神有催化作用。

美感的心理三层次

有学者说："人类尽力模仿、补充、改变或是反映自然产物，有意识地制造或安排声音、颜色、形式等等，特别是图像，以便能够获得"美"的感觉，从中得到喜悦"。至于"艺术"或是"美丽"的概念，美国的一位心理学教授认为美有三种层次。

①表面上的美

艺术第一层是表面上的美，是看见事物时内心产生的立即反应，这多是由生物本性决定的，人类都具有这种立即性的审视本能。

②动态或情境的美

第二种美，是运动中所形成的美感，如赛马奔驰，或是母鸟喂幼鸟进食等活动景象，引发人心憧憬、向往、陶醉或感动的感受。

③深度意识涵养的美

有深度意识含义的美，也叫作"思考的美"。思考的美是有意识性的，受个人的文化、教育、记忆、经验所影响，同时也会影响人们的作为和生活形态。

美，源自直觉，升华于思考

美学的判断有两种，一种是发自内心、无意识的；另一种是有意识的、经过思考的。

而且,它一定具有艺术上的美丽,或是令人愉快的外表。

有了神经科学的帮助,这个讨论主题也就更有趣了。达尔文认为美感是一种"智力观能",是天择的结果。可是,迪萨娜经由多次观察的结论是"艺术是生理行为"。

歌曲、舞蹈、说故事、绘画存在于所有文化之中,艺术是人类活动不可或缺的一部分,并且会耗费可观的资源。艺术让人愉悦,所以人会追求艺术,享受它给人带来的愉快的回馈。

而在艺术背后,人性的这种行为倾向则是所谓的"希望与众不同",这与将要讨论的第三个特点有密切关系,请容后再谈。也有科学家认为,美与生物演化有关,他们举了一个例子说明很多自然现象都被人认为是很美的,像是满天星斗、潇潇微雨、流水潺潺等,我们在凉爽的夜里窝在躺椅上,在营火旁舒服地望着夜空,感到真是轻松愉快。

这些美好的经验会被大脑记忆住,包括情境的画面、氛围、感受。在日后回忆时,或听到一些虚构故事的时候,通过回忆机制浮现脑海。此时,真实经验与想象世界就会在脑部产生一种奇妙的共鸣,其心领神会之美,更胜言传。

艺术鉴赏能力是比艺术更高级的能力。除了人类,其他少数比较高等的动物也具有艺术创作的能力,例如黑猩猩可以作画等。但是,艺术"鉴赏"能力却只有人类才有。

鉴赏,是一种高层次的比对思维

现在大家都很熟悉电视上"星光大道"之类比赛,参加比赛的选手都已经算是个中高手,每经一次淘汰,剩下来的就越高竿,最后选出来的冠军,可能就是明日歌坛的一颗巨星。

能够参加比赛的人都非等闲之辈,都有一定的功力和经过多年的苦练。可是那些评审老师更是歌唱界的前辈,他们不但有歌唱或作曲的实力,而且对于音乐发音、共鸣等都有一定的研究和经验;对于表演的仪态、台风,也有判断、批评和指导的能力。具有深厚底子和一定的鉴定经验的人,才有资格被聘请为评审委员。

所以说,艺术鉴赏能力来自于艺术,而又高于艺术,只有人类才具有这样的能力。其他动物即使具有相当高的智能,也顶多被认为"可能"有艺术创造的能力,但离艺术鉴定还差得远哩!

画中有画,人外有人

刚才举的例子是歌唱比赛,其实这只是音乐表演和鉴赏评定中比较简单的一种,对于其他更复杂的艺术鉴赏,那往往就是一门高深的学问,像是古玩、字画等,都有详细的分工。"字画"不但有字与画的区别,而绘画又分国画、西洋画,年代上有古代作品或某一个时代之别;而国画是工笔画还是写意画(又分大写意和小写意),是人物画、山水画、花鸟画……也各有不同。

现在许多艺品拍卖行里都有高人指点,文艺收购单位也都有一定程度的专家。另外,像故宫博物院等也都是卧虎藏龙之处。单从鉴定一张画来说,仅画纸、笔法、印章就大有学问；作假高手在裱画时，还能神不知鬼不觉地将一张名画分成两张，其艺术涵养和技术也毫不逊色，而且主人一般都不会发现其实一半作品已经被人窃走了。

专业的鉴定专家对画家的年代、背景、特长等都倒背如流，例如傅抱石先生在抗战时期的作品，就与其他时期的不同，价格也会差许多。而作画的年代，并不能单靠画中注字来确定，更要靠专家凭经验来判断。

中央前回与前额叶的美学运动

从脑神经学的观点来分析，艺术家中以画家为例，只要大脑相关区域发达，画者本人又确实下过功夫，其大脑中央前回运动区就会与众不同，这是大脑局部进化能力的表现。

可是，若是艺术鉴定家，那要求就又更上一层楼了。不但大脑相关区域、中央前回运动区要特别发达，大脑前额叶也必须要有过人的分析、思维和决定的能力，而这一点是其他动物所没有的，即使是灵长类中的佼佼者也望尘莫及。

所以，我们可以板上钉钉地回答："没错！艺术鉴赏能力只有人类才有。"

艺术,对于动物和人类都属稀有能力,而且并非人人都能普遍持有。这听起来真是崇高得令人心生钦慕,然而有关研究者却认为,即使再脱俗的艺术,也与金钱和地位有一定的关系。

地位心理学——高贵,必须很贵

艺术不只与美学心理学有关,而且也和地位心理学有关。过去的学者都没有意识到这一点。实际上,"地位心理学"在所谓的艺术判断中扮演着很重要的角色。就像豪宅的墙上挂着一幅张大千的巨幅真迹一样,它的作用是显示这个豪宅主人的财富有多傲人。

平克先生曾经说过:"品味与流行,就是精英分子彰显自己的消费、休闲工具;当下层大众开始模仿时,他们就会轻而易举地寻求新的、无法模仿的表现方式,再次制造稀有性、特殊性。"所以,流行包括服装、鞋子、包包、首饰,建筑、音乐等,一旦受到普罗大众的接受,就不再带有精英的气息,也不会被视为"真正的艺术"了。

爆红心理学——名人加持,艺术加值

对于"艺术"的地位,实际上是艺术界最怕戳穿的问题,但不得不承认,"艺术"和"地位"是有密切关系的。

举个例子,中国的相声是一种民间艺术,是流行在中下层民间的艺术。它以讽刺的方式,揭露了许多上层社会欲盖弥彰的事情,逗得大家开怀大笑,很受中下层民众的欢迎。但是这种艺术,在早期是不大能登上大雅之堂的节目。后来随着社会、经济的不断发展,相声慢慢为大家所接受,许多达官贵人、有名的知识分子、名媛闺秀都抢着听相声。

我以前也曾听过两场相声,觉得很有意思。后来看到相声这么受欢迎,我

问题探索

这个只听过两场相声的人，居然敢自编自导了一段，用来讽刺一些不负责任的外科大夫，结果引起全校的轰动，热烈的掌声经久不息，一下成了出名的人物。如果是在以前，说老实话，要我上台说相声，我还得好好考虑一番，看看能否拉得下面子。因为社会的变化因素，或名人、高官效应的加持，大家对这个剧种及演员的看法也跟着转变。同样是艺术，地位有时竟然完全不同了。

逻辑使然——金权与艺术的"稀""金"环扣

至于说艺术和金钱有没有关系，有人斩钉截铁地说："艺术与金钱无关！"我的看法则不同，我认为肯定有关。如果无关，为什么苏士比拍卖会上那么紧张激烈？为什么艺术价值高的作品就卖这么贵，差点的就低许多钱？为什么故宫的名画用现代机器一仿制，就由艺术品变成工艺品了？

说穿了，一旦变得不是稀有、不是独占，而是可以普遍持有的话，还算是"物以稀为贵"吗？都用机器印出来了，那当然就不会价值连城了。那么，这种东西还算是"艺术"吗？

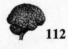
大脑，你在忙什么？

自从有了先进的功能性核磁共振仪以后，专家们对美学与大脑活动问题的研究也愈加深入。学者们利用功能性核磁共振仪观察：当人在欣赏美学上令人愉悦的景色时，大脑的仪器显影究竟会发生什么变化。

美与丑，都会造成脑波刺激

伦敦大学找来了一些没有受过专业艺术教育的大学生，要他们看三百张不同的图画，并用 1~10 的评分法表示是普通，还是美。

几天后，让这些学生再看一遍这些画，同时用功能性核磁共振仪来扫描，结果发现接受测试者的前额叶脑区底部被启动，而且看到美丽的图画时会比较活跃。

看画时，人的脑部运动皮质也会启动，但这个区域是在看见丑恶的事物时比较活跃，就如同看到不良行为、可怕脸孔或听到可怕声音等不愉快刺激时，所引发的情况一样。

左脑天性比较爱漂亮

在看图片时，除了前额叶皮质的视觉系统以外，大脑其他部位也确有启动现象，背外侧前额叶皮质对于监控工作记忆中的事件相当关键，而且在做决策时，也会和扣带皮质一起启动。

在这个实验中，扣带皮质在决定美丑时也会启动，但是背外侧前额叶皮质只有在决定是"美丽"时才会启动。

研究发现，只要大脑判断是美丽的东西，整个左脑就会比较活跃！看来，当认为某物美丽的时候，我们不只会有情绪反应而已，大脑的其他区域，尤其是那些比其他物种进化的区域，也都会参与其中。

问题探索

有的人把音乐放在艺术主题中讨论，我们则分出来单独讨论，因为音乐有些独特的地方！

许多学者都把音乐归类为人类独特的努力成果，只有人类会作曲、学习弹奏乐器，还会由团队合作，组成合唱团、乐团、管弦乐团进行演出。而类人猿并不会创作音乐或唱歌，这也表示人猿的祖先同样不会唱歌。

鸣叫与歌唱动机意义皆不同

人类的歌唱，有寄情、抒情、展现才情的心理成分，鸟叫则是另外一回事，鸟只会在某些情况下唱歌，例如交配前，唱歌主要是公鸟的活动，唯一的功能就是沟通。鸟类不会改变所唱的音阶或音调，不会把 C 大调降到 A 升小调，有些鸣禽类动物会模仿其他物种的叫声，不过鸟类的听觉系统有其限制，可以学习与记忆的"歌曲"也有限。

除了人类，鲸鱼也会为沟通而"歌唱"，不是为了愉悦而歌唱；哺乳类唯一有音乐感的例子是恒河猴，但能力还不及六个月的人类婴儿来得好。

音乐就像某些动物的叫声一样，可以传递情绪，但是音乐在情愫之外，还能传达意义。对于歌词意境领略的智慧，对于想象画面的情感波动，对于飙高音、玩音效的技术，也只有人类的大脑能够应对这些事。

令人愉悦的"类鸦片"与"多巴胺"

与音乐和语言有关的脑神经区域有些相同，前额叶有两个区域和处理语言有密切的关系，在听到没有歌词的古典音乐时也会启动，可能此区域善于处理时间演化的刺激，包括了音符的解读处理。所以，即使音乐中没有歌词，人们仍能领略乐曲的韵律和情感。

有的研究者也发现，如果人听到"不对"的和弦，左、右脑前额叶皮质各有一

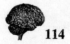

个区域会启动,而左脑则有音乐与语言区重叠的现象。

听音乐可以影响我们的情绪,如好心情或悲愤、紧张,可以强烈到使你出现生理反应,如心跳速度的改变。但是注射纳曲酮(Naltrexone)这种药物,有时就会终止这种反应的出现,因为它可阻挡类鸦片受体的结合。

当人们听到喜欢的音乐时,身体会释放类鸦片,这种分泌会使情绪高昂。同时,通过功能性核磁扫描看到脑部启动的图像,和吃甜油脂类食物及性交时相同。有人进行了更精确的扫描和化验测定,发现除了丘脑下部会启动外(控制呼吸、脉搏和发抖的地方),对于回馈反应相当关键的神经区域也会启动。另外,也发现多巴胺(dopamine)的分泌,确实是让人对音乐做出愉快反应的证据。

此重大发现确定了多巴胺能调节类鸦片和传送,理论上来说,就像视觉刺激一样,多巴胺分泌越多,就会对人体造成越正面的影响,这是对音乐的一种回馈反应。增加正面反应是好事,心情好时能增进认知能力、创意和包容性,成为快乐而好相处的人,甚至说话的流利性也会因此增加。

"莫扎特效应"使脑功能正面化

有人说,喜欢听音乐,尤其是古典音乐,会增强我们的思考能力和内心的创造力,被称为"莫扎特效应"。

实际上,是因为音乐使你有好心情,你会比较清醒,从而使你在各种能力的测试中都有更好的表现。音乐也能增加儿童的注意力,对儿童来说,增进注意力也很重要;增进了注意力,也会增进控制情绪的能力,必定对智力和学习成绩有正面的助益。

我喜欢音乐,古典音乐、轻音乐,我都喜欢听;可惜我一样乐器都不会,这是我觉得比较遗憾的事。但是,就如前述研究所知,即使只是单纯欣赏音乐,已能使人获益匪浅了,唱歌、学琴都不是最要紧的。所以,多多欣赏优美的音乐吧,你的心情、你的大脑会让你清楚知道它的妙用。

有一个因脑瘤而将额叶切除的病人，手术后，他的智商仍跟手术前一样，记忆力没有问题，计算和推理能力也都完好，但是他无法做任何决策，或做完任何一件事。因为他一直无法决定该先做哪一件事，经常因此蹉跎掉一整天，或是花很多心力去做不重要的细节，而忽略了紧急的事，他的生活困扰重重。此外，神经传导物质，如血清张力素及多巴胺，对情绪也有极大影响，见 080 问。

"无情"比无知更难过日子

失去额叶和边缘系统的联结，人就会变得没有感情。就像前述病例，他的情绪无法在大脑中表现，一旦没有情绪的指引，他就无法决定哪一个是重要的、哪个是不重要的。虽然他面对决策时，可以列出一长串所有可能的解决方法，但他不知道哪一个才是对的。

这位病人的知识和感情之所以分离，是因为他的腹内侧前额叶到边缘系统的神经回路被切断了。额叶是产生意识的地方，而边缘系统是产生情绪的地方。

情绪在边缘系统产生，尤其杏仁核是关键。杏仁核是一个小小的细胞组织，深藏在颞叶皮质中。从感觉器官送进来的信息，通过平行处理路线送到大脑各处，其中以送到杏仁核的最短、最快；杏仁核会马上处理信息并做初步鉴定，然后信息被送到额叶皮质接受更进一步的处理。

杏仁核能够产生的反应是初步的，它可以使身体做好准备，如逃跑、打架或投降。但是额叶具有更进一步的功能，会把这些调配成复杂的心智状态和策略。但是万事俱备，只欠东风，额叶受损拿不定主意的人，就只能靠碰运气过日子，可说天天都是身临险境。

协同作用使情绪一致不分裂

当人们身处社会活动中，大脑会促进脑部各区活动的协同作用，使情绪的

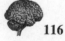

一致性增强,大大增进人际间的协调和互动。

在一个借由多人共同观看影片的实验中,同时记录观赏者的功能性核磁共振成像(fMRI)脑部图像检查,可以发现一个共同的结论:无论每个人对影片的"有趣""无趣""激动"等反应如何,每个观赏影片的人的脑部都会产生明显的"协同作用",使各脑区情绪尽量地相似。实验结果出现以下类似的特性。

①在较安静的片段

丘脑、纹状体、脑岛或中前额叶、后上颞沟相关性很高。

②在激烈活动时的片段

体感皮层和视觉皮层等,相关性明显增加。

从研究结果我们可以确知,通过人际间的共同活动,可以增加脑部各区活动及情绪的一致性,并促进人与人之间的了解及团结。对于家庭、班级、企业、国家来说,这是一种有效又有价值的凝聚方式。人之所以群居,意义重大,对于可贵的同理心、责任感、互助互惠等心智思维,甚至人类文明的发展来说,"协同作用"都是重要的推手。

可能是因为现今社会不稳定、经济不景气、失业率高、物价齐涨等原因，所以焦虑症患者越来越多。

在美国，焦虑症已是最常见的精神科疾病，影响了大约四千万美国人，而其中90%的焦虑患者，一生中都曾发生过抑郁症。这项研究数据显示了焦虑症和抑郁症的机制很相像，也说明了现代人"找不到快乐"的情况非常严重。

适度焦虑能提高生存优势

当然，焦虑原本是一种有价值的生存本能。一个人如果完全不懂得什么是焦虑，天大的事发生，他老兄永远是翘个二郎腿，优哉游哉，这也不一定是好事。

焦虑感能使我们提高警觉，提供我们很大的生存优势，这样才能在这危机四伏的世界里，早想对策，前瞻后顾，如此方能够生存下去，避免被过早淘汰出局的命运。否则人们饱食终日，无所事事，敌人虎视眈眈，自己则高枕无忧，这样的人不仅不会进步，而且很容易误事。

反应过度是怎么回事？

太过焦虑则不是件好事，惶惶然不可终日，杯弓蛇影，终日不得安宁，那就真的是杞人忧天了。如果一个人总是担心不该担心的事，迟早会超出生理和心理的范围，最终形成病态。

人能承受的压力究竟有多少呢？

会引发焦虑的事物、程度和持续焦虑的时间，其实很难量测量，也没有准则。依每个人的个性、价值观和受挫力而有所差异，某些个体差异也与基因遗传有关。

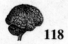

焦虑的发生,与前面曾经提过的"血清张力素"有密切的关系。神经细胞突触上的蛋白,叫作"血清张力素转运子",可以将多余的血清张力素从突触中移走。即使在血清张力素过少的情况下,也不容易变得太低而发生"焦虑症"或"抑郁症"。

前面提过杏仁体和恐惧或警惕有密切关系,杏仁核与下丘脑联结,而下丘脑是负责身体压力反应的。杏仁核活跃会促使交感神经活跃,并释出糖皮质素。但这只是初步反应,经过大脑额叶进一步分析,才会决定是要关掉焦虑反应,息鼓收兵,或者正式投入战斗或逃跑。

但是反应过度的人,即使危险已经去除很久,仍会一直感觉焦虑、紧张。如果情况严重或持续时间长,则成为"焦虑症",需要就诊治疗。

行为认知的"削弱学习法"

舒解焦虑的一个好办法就是运动,每天至少 30 分钟,效果卓著。另外,冥想对于舒缓情绪也很有帮助。对于咖啡因敏感的人,少喝咖啡可以改进睡眠品质,睡眠好则精神比较不易紧张。

如果以上这些方式仍不能排除你的焦虑,则应考虑就医寻求协助。就医不一定就是要吃药(如服用百忧解等药物),还有所谓的"认知疗法"和"行为治疗",是临床上已经证明对焦虑症有效的方法。"行为治疗"的根据是"削弱"学习,让病人在特定方式下,接触一个令他害怕的物件或情景,但并不会产生负面结果,这样就会逐渐让病人不再害怕这件东西。

这种方法也可以叫作"以毒攻毒",对"恐惧症"特别有效,例如给惧高症者看从二楼或三楼往下照的照片,多次之后就能克服心理障碍。

至于"认知疗法",主要是帮助病人了解自己的思考模式是如何造成了自己内心的不安,进而教导他们学着用更有效益、更正面的思考方式来面对问题。

虚拟实境治疗法

另外,还有虚拟实境的治疗法,让病人暴露于电脑虚拟的情境下,医生利用目的性的情景内容调节病人的感受，来改善其不安的状况。

最近，此疗程加入了更新的做法。病人在接受虚拟实境治疗之前，先服用右旋环丝胺酸，这种药能活化对于学习非常重要的 N-甲基-D-天门冬氨酸（NM-DA）接收器，由于药物改进了病患的学习能力，更有助于增加行为治疗中病人对恐惧的削弱能力。这个方法对于伊拉克战争中退役军人的试验效果极佳。

大脑，你在忙什么？

关于嫉妒的问题，从大脑功能的角度进行研究的资料很少，我找了很多有关大脑功能和结构的书籍，也找不到这方面的资料。最近有幸在著名杂志《科学》(Science)中看到一篇日本放射学家发表的关于嫉妒的研究的文章，如获至宝，不但做了笔记，而且抓紧时间学习，争取到能在这本书上发表，让读者可以一睹为快！

前扣带回的亢奋与低落

撰文的研究者对 19 位大学生做了非常细致的科学研究，把研究对象分为 ABC 三组。研究的结果显示，和嫉妒关系最密切的大脑部位是前扣带回，在竞争最关键的时刻，也就是竞争对手遥遥领先的时候，正是嫉妒心最明显的时候，前扣带回的亢奋性越高。

大脑的前扣带回，被认为是与情绪有密切关系的区域。临床研究发现，前扣带回在血流量减少的情况下，常会带来负面情绪，造成情绪的亢奋或低落。像是患有抑郁症及精神分裂症的人，其前额叶、前扣带回血流量明显较一般人低，情绪呈现低落、悲伤状态，而嫉妒心反映出来的则是过度亢奋状态。此两种病态，可以说皆属于一种前扣带回失衡的情绪失调现象。

擅长幸灾乐祸的纹状体

在观察研究"嫉妒"的同时，这组研究人员也意外发现了大脑"幸灾乐祸"的反应区，因此对所谓幸灾乐祸的心理，以及脑中产生的部位也一并做了研究。

结果发现，嫉妒心理发生时，前扣带回处于兴奋状态；而幸灾乐祸的心理产生时，大脑的纹状体就会出现反应。而且，嫉妒和幸灾乐祸的心理彼此间有相对关系，当嫉妒心增强的时候，幸灾乐祸的反应就会比较不明显；当嫉妒心减弱时，产生幸灾乐祸的纹状体就会明显活跃起来，这真是个有趣的发现。

046 问

『嫉妒心』和『幸灾乐祸』是从大脑何处产生的？

"念头转移"自我痊愈法

科学家做过许多相关研究,证实了当人类被称赞或受到奖赏时,不仅心情变佳,工作表现也会更优异,主要是因为脑部的纹状体受到了刺激。美国康奈尔大学的研究人员发现,纹状体具有丰富的多巴胺,当多巴胺含量越高,人类对于鼓励和奖赏就会越敏感。

这种大脑纹状体受激励而活化的作用,如果能运用在正面用途上,则可有效帮助病患进行医疗和心理复健。但如果这种亢奋是基于幸灾乐祸的得意,则显示自己的心态和意识出现了不平衡,和嫉妒心发作的情况一样,大脑此时处于一种病态、失衡的状况中,必须靠正面思考、快乐转移、自我抑制等方式进行主动的调整,通过改变心灵状态来带动大脑活化区进行好的转变,这是每个人都要经常练习的"脑部自疗法"。随时注意,维持自己的"好念头",就能避免严重的变态人格与精神疾病。

人无时无刻不沉浸在各种情绪之中，中医所说的"七情六欲"，喜、怒、哀、思、悲、恐、惊，其实都是情绪的变化。即使入睡时，魂牵梦萦，也会受到情绪的困扰。

机械靠指令，情绪需调节

和电脑下棋斗智，电脑有时可能会战胜人类，但它没有喜悦或失落的"情绪"反应。或许机器人将来可以言语、思考、应对各种情况，并且可能完成人脑无法完成的事情，但永远无法将"情绪"注入其中。

情绪的发生和管制，都要经由大脑。有的低等动物虽然没有大脑，只有几个神经节，但有时似乎也有情绪的表现。如室内的蟑螂，稍有动静便舞动触须，急速逃窜，而且有时还会突然停下来装死，然后又逃之夭夭，它们这种行为可能是"本能"反应使然，因为它们既不可能对环境或事件有充分认知，更不可能进行谋略性的思考。

认知、生理、情境的复合作用

人们为什么会有各种复杂的情绪呢？情绪认知的理论从最初由詹姆斯·格兰和巴斯德于1927年提出，到60年代史升特等人提出个体生理的高度唤醒和个体对生理变化的认知性唤醒，此二者是产生情绪的必要条件。

情绪是认知过程、生理状态和情境刺激三者在大脑皮层整合的结果。但不是所有情绪都能让身心愉悦，有些情绪甚至对健康、人际、工作具有破坏性。所以，人一定要学会调整自己的情绪。

问题探索

调节情绪的策略

情绪调节,需要使用一些策略和方式。为清楚易懂,特别列示说明如下。

①原因的调节

依据引起情绪变化的原因,调整自己的看法与认定。

【策略方法】通过转移注意力,改变情绪。

②增强的调节

积极地对情绪进行干预。

【策略方法】对抑郁情绪进行积极的干预,包括:劝说、服药、按摩等。

③修正的调节

依据情绪变化的特点,对负面情绪进行调整和修正。

【策略方法】设法平静原本愤怒的情绪和心情。

④维持的调节

主动维持对个人有益的正面情绪。

【策略方法】发展个人的动机与兴趣,让自己增加向上心,如加强写作、运动等。

⑤过程的调节

依据调节的目标,可细分为"内部调节"与"外部调节"。

内部调节——来自于体内生理、心理和行为的调节。

【策略方法】遇到挫折时,人们的自我激励可以获得良好的情绪。

外部调节——来自于个体以外的环境,例如人际、社会、文化和自然等方面。

【策略方法】来自朋友、家人的劝解和安慰,可以产生良好的情绪。

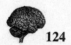

大脑,你在忙什么?

某媒体刊登一篇周平教授所写的文章,开头即写道:"信不信由你,男女之间没有纯友谊!"相关科学研究也指出,不管单身与否,男性对异性的友谊是建立在"性吸引力"之上的。

精神性的柏拉图之爱

相较之下,女性大多认为异性之间可以有纯友谊,或建立在柏拉图式的关系上;男性认同纯友谊的比例则比较低。根据美国某大学的问卷调查和网络流传的研究论文,大部分的论点也都是如此。

我研究医学和生理学,近年来也深入到脑部的研究,所以对这个问题很感兴趣。我认为异性之间的友谊交往,有的确实是建立在性吸引力上,或者更直接地说,这种所谓"交朋友",其主要目的是选择结婚对象,先交"朋友",看看双方在相处上是否合得来,然后逐步发展,直至论及婚嫁或当固定伴侣。

暧昧与否,问内分泌就知道

我觉得异性朋友中,一定有一些因素使人们绝对不可能发展为恋爱或结婚的对象,如年龄、身高、家庭教育背景、个性、爱好、婚姻交友状况、特长等。如果只是互相合作共事、互相帮助,这也算是不错的人际关系拓展;如果硬要打迷糊仗、玩暧昧游戏,或只是想证明自己吸引异性的能力,那就真是"居心叵测"了。

从脑神经生理、心理学来看,如果是纯友谊,那完全是大脑前额叶的事,和性欲相关的神经根本无关;但如果心有欲念,则腺及有关神经核都会有所活动。所以,要科学证明两人之间的友谊到底"纯不纯"并不难,交给专门的仪器测定就一目了然了。

048 问
男女之间有没有纯友谊?

而且调查这种问题,基本上不能太相信问卷,因为在前面已提醒读者——人是会说谎骗人的,甚至还会欺骗自己呢!

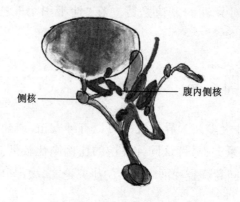

侧核　　　　　　　　　　腹内侧核

男女之间有没有纯友谊?

上图是大脑左侧面图,两人如属纯友谊在一起商量一些事情,则大脑前额叶会活动,语言中心、听觉、视觉都有反应,大脑皮层下边缘体的一群细胞核团,则都安静无事。如果两人有暧昧之心,甚至肉体有所接触,则不但大脑皮层及中央后回感觉区会活动,侧核及腹内侧核也会活动。

过去认为男性和女性的大脑,整体来说没有什么太大的区别。所以男女的不同,主要体现在性腺和生殖器官,而不在于大脑的结构。但是由于科技的进步,经过仪器仔细研究比较,发现两性之间的大脑多少还是有些细微差异,简单说明如下。

两性脑细胞量与专长不同

男性的大脑细胞数量较多,但比女性的细胞早凋亡。从数目统计上看,男性的额叶和颞叶的神经细胞,比女性失去、减少得快,这些区域正是与思想、感觉、情绪有密切关系的区域。失去这些细胞,会有易怒以及其他人格改变。

女性比较容易失去海马回和顶叶的神经细胞,而这些地方是掌管记忆和空间方向的,所以老年时,女人比男人更健忘、方向感更差、更容易迷路。

男女用脑方式不同

脑造影显示,当需要一个比较复杂的心智判断或决定时,女性会让两侧大脑都参与,而男性则只选用适宜的一边,两者的运作方式各有优缺点。这种情况正如"兼听则明,旁听则暗"的道理,虽不宜草率、偏执的思考,但也要防止人云亦云,优柔寡断。

女性的胼胝体比男性大

胼胝体是两侧大脑半球沟通的最主要的通路,女性一般比男性大,脑中的前连合亦如此。这也是联结大脑潜意识区比较古老的神经纤维。

所以,女性容易体会自己和别人的情绪,因为对情绪敏感的右脑可以传送更多信息到左脑进行分析,也使情绪能更充分地进入语言和思考之中。

问题探索

下丘脑之 1NAH3 神经核

下丘脑腺体具有很多功能,像是负责调节体温、血糖、水平衡、脂肪代谢、摄食习惯、睡眠、性行为、情绪、激素等等。

至于前视觉内侧区,男性比女性大 2.5 倍,此区域负责男性性征,其中对男性内分泌敏感的细胞居全脑之冠;女性若出现男性化性征,则多与体内男性内分泌素分泌过多有关,必要时需进行治疗。

男女大脑差异比较表

大脑部位	男性	女性
大脑细胞数	多,但凋亡较早	少,但凋亡较晚
额颞叶细胞数	失去快	失去慢
海马回及顶叶细胞数	失去晚	失去早
胼胝体	较小	较大
1NAH3 神经核	大	小

大脑,你在忙什么?

中医说人有七情六欲,七情包括:喜、怒、哀、思、悲、恐、惊,这些都属于"情绪"。关于"情绪",我们在前面几题中已经有所讨论,与大脑中的边缘体、豆状核等皆有密切关系。

"情"是多面体

我认为所谓情为何物的"情",不是"情绪",而是爱情、恋情的情,恐怕连友情、亲情都不一定包括在内。友情、亲情等都与记忆有关,而且是长期的记忆,不时由海马释放出来,勾起人的思念。当然,这些和额叶也脱离不了关系。等回忆涌出以后,经过额叶的分析推理、判断,如果认为还有必要联络,就可能会提起笔来写一封信,或打通电话问候。

至于爱情、恋情,这又得依据实际情况具体分析,一般多少都与性有些关系,与内分泌(激素)也有一定关系。但是,不一定没有内分泌就没有爱情,年纪大了,性腺的分泌就少了,但爱情不一定就消退了。柏拉图不是提倡没有性的爱情吗?只是不像青年人那样,一日不见如隔三秋,或者心中欲火难熬,不泄不快。

除内分泌外,爱情主要也靠大脑。靠大脑的哪部分呢?和下丘脑、杏仁核、尾状核等以及大脑皮层都可能有关。另外,边缘体,甚至小脑、前额叶的参与也是少不了的。此外,还有很多分散在各个小块区域的诸多相关功能。

令人飘飘欲仙的多巴胺

脑中有三种神经化合物和爱情有关,那就是多巴胺、去甲肾上腺素和血清张力素。其中,爱情和多巴胺的关系最大,它是使恋人产生欣快感的主角。当受检者看到恋人的照片时,和欲望有关的尾状核区(Caudate area)即产生多巴胺。

恋爱时,腹盖区(ventral tegmental area)以大量多巴胺涌向尾状核区,这时

问题探索

129

尾状核为多巴胺送出更多的信号。多巴胺越多,感觉越良好,与可卡因的作用相似,飘飘欲仙,说明你已悄悄恋爱。可卡因越多,恋爱的感觉也就越明显,并且胆子也变得更加大。

爱·欲·性之间的纠葛

有关研究认为,男女朋友之间没有单纯的友谊,都有性的成分在内,本人对此仍有所保留。

"性"和"爱"是非常容易混淆的。当人们看到黄色性照时,丘脑和杏仁核的兴奋活动度即增加,当然这时一些神经化合物,如血清加压素(vasopressin)也会增加,甚至腹内侧核也有活动上升的趋势。所以,根据大脑和生理反应显示可知,性和爱是不同的。

不成功的爱情往往最令人同情、最动人,例如《罗密欧与朱莉叶》《唐明皇与杨贵妃》《陆游与唐琬》《奥赛罗》等世界著名的历史故事。即使有些爱情的结局是圆满的,但也有令人同情的案例,如温莎公爵的"不爱江山爱美人",但近年大家才知道华理斯原来是一大淫妇。人们往往认为没得到的东西是最好的,所以也同样把最终没有结成连理的对象看作是举世无双、毫无瑕疵的人,如果能在一起一定会甜蜜地厮守一生⋯⋯至于这种如胶似漆、如糖似蜜的感情,除了上面提到大脑中的某些部位和内分泌的作用外,我觉得一定还有些散在其他的地方的部位起着更大的作用,只是还没被发现而已。

情与恨也往往是有联系的,求爱不成、转爱成恨的例子也不少。另外,造成姻缘失败的人,也一定是爱者仇恨的对象,即使不是仇恨此人,也恨此事。所以,陆游与唐琬在后花园重逢,提笔写"恨!恨!恨!"的时候,大概不仅前额叶活跃起来,连杏仁核也亮起黄灯了。

无论《长恨歌》中的"恨"字也好,还是陆游笔下的"恨"字也好,究竟是大脑的什么地方在起作用?什么地方在活跃?它和"情"一样牵动复杂,使脑中充满了刺激的亮点。所以有人说,大情、大恨都是很伤元气的,其道理就在这里。

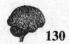

两性结合,与脑部某些部位或脑内神经介质的活动有密切关系。

脑中有两个区域似乎对配偶选择很关键,这两个区域都位于脑的核心部位:一个是"依核",上面有密集的催产素接收器;另一个是"苍白球",遍布精氨酸增压素接收器。如果局部阻断任何一组接收器,例如阻断前额叶皮质的催产素接收器,或是阻断雄性动物侧隔上的精胺酸增压素接收器,都会阻止配对结合。

食、色、性也,三者有何关系?

吃与性行为,都能使脑中的依核释放更多的多巴胺,致使多巴胺受体活化,于是引发动物交配的欲望。看来"食、色、性也""饱暖思淫欲"的说法很合乎科学道理。

更妙的是,公草原田鼠与母鼠配对后 2 周,体内另一种多巴胺接收器的密度就增加了,此种接收器会使结合不易形成,以免影响已结合之怀孕。看来真是"成也多巴胺,败也多巴胺",同样是多巴胺,只因接收器不同,就扮演着截然相反的角色,造物主不但奇妙,而且有几分幽默。

关于神经系统或化学介质影响动物的两性结合,已有确凿的证据,而且不得不令人信服。从前述田鼠的观察实验中发现,诱发腹侧苍白球的精氨酸增压接收器的表现,即能成功地将原本花心的草地田鼠,转变成忠于一个配偶的"好老公",这实在令人惊叹。如果对人类也灵验的话,建议法律增加一条,要求外遇成性的花花公子必须接受此治疗,以保护女性不受其苦。

为达性高潮,小脑猛烧柴

近闻科学家研究性高潮时的脑部造影,荷兰科学家用正电子放射断层扫描摄影技术研究人类性高潮时的脑部活动,证实了男女的脑部效应系统在性高潮

问题探索

的时候都会有活化现象。

此外，在女性额叶皮质的其他区域，还显示出活动减弱的情形，这一点也许与降低抑制有关。因为额叶是一个管控万事的"大管家"，要是让它出来干预男欢女爱的事，那不是搅局了吗？所以就让"大管家"先休息一下吧。男性脑部活动减弱的区域则在杏仁核（这是男性的"卫兵"），这意味着在性高潮时，要放松警觉才可以。

相反，两性的小脑都显示出活动增强的情况，科学家们认为小脑可涉及感性上的激动和感觉上的惊讶。总之，这些机制都可以保障性高潮顺利完成且极度欣快，让男女双方都真正享受一番人间最大的乐趣。

当然了，在高潮之际，如果有一方喊错名字，那杏仁核马上就亮起红灯，进入一级戒备，原来那一套运作就完全改变了。

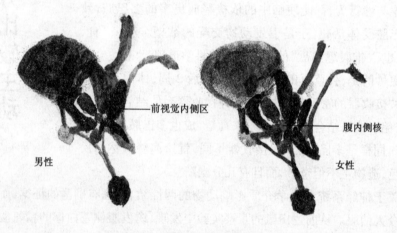

男性　　　　　　　　　前视觉内侧区　　　　　　　　腹内侧核　　　　女性

两性结合时，脑内发生反应的部位

典型的男、女性反应，是由下丘脑的不同的"核"造成的。男（左图）、女（右图）分述如下。

左图："前视觉内侧区"引发对女性的性欲，来自这里的信号会上传皮质，产生意识兴奋，往下传到阴茎使之勃起。

右图：典型的女性性行为是由"腹内侧核"所激发，这个神经核也是掌管食欲的地方。当它在性的情境中被激发时会鼓励性器官展示，在动物身上，展示性器官也是臣服的表现。

以柔克刚，谁更高招？

一般社会大众，无论男女，往往都认为两性之间永远是男性主动。但是，有关专家最近推翻了这种刻板印象，并给"诱惑"进行一些定义：能够让男性在15秒内向女性靠近的外表体态和肢体动作，包括眼波流盼、打扮仪容、微笑、点头、请求帮忙以及肢体碰触等，都是诱惑，或者说都属于女性先发进攻的信号。科学家们的经验老到，还可以预测在20分钟内，会不会有男士更进一步搭讪，而且准确度高达90％。

其实古人早就用"女为悦己者容"一语道破了那些盛装打扮的女性，心中已有了心仪的人，而且往往率先发动进攻。"掂掂也能吃三碗公"，也就是真人不露相，到现在你还认为只有大动作示爱才算主动吗？

首先来说高跟鞋，那是从国外兴起的。外国人笑话中国女人的缠足小脚，实际上高跟鞋与"缠小脚"有异曲同工的效果。

性征是性感的关键

外国女性穿了高跟鞋，其实和中国小脚女人走路颇为神似，都不能走快，都得扭、都要踏小碎步。不仅如此，高跟鞋脚面裸露出来的部分，和中国女人的小脚简直是如出一辙。女人穿上高跟鞋显得脚小很多，跟愈高，脚看起来愈小。所以，外国人笑中国小脚女人，不过是五十步笑百步而已。

另外，女性穿了高跟鞋以后，可以使得胸部更突出、挺拔，臀部翘得更高，突显了女性的第二性征，这也增加了对男性的性感吸引力。所以，外国男人喜欢女人穿高跟鞋，和古时的中国男人喜欢"小脚"女人有很多共同之处。

至于丝袜，因为国外女人穿高跟鞋，当然就要配上相应的袜子，于是丝袜就出现了。美腿配上丝袜，显得腿部更加纤细、修长，而且有遮瑕的效果。

二战期间，美国发明了"玻璃丝袜"（即尼隆丝袜），非常透明，使得美腿娇嫩无比。配上三寸高跟鞋，更是妩媚动人，男人们垂涎三尺，女人趋之若鹜。一旦穿上丝袜、高跟鞋，女人似乎就成了性感尤物。这两样"武器"，也使女人更容易掌控男人的大脑和注意力。

上传下达的兴奋联结

美国好莱坞的情色影片大都有掀裙露腿的镜头，色情网站也都以此为噱头招揽观众，展现出一组组以丝袜（Nylon stocking）为主的宣传图片。男人们见了女人足踏高跟、裸到大腿、用吊袜带扣系丝袜的娇羞模样，立即血脉喷张，脑中与色情有关的部分顿时变得极度兴奋，包括下丘脑的前视觉内侧区。这种兴奋

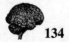

信号上传至大脑皮层，产生意识上的兴奋。

一旦大家知道了这种脑和神经的联结反应，就不会奇怪男人们见了漂亮女人穿着丝袜和高跟鞋时，便心思转移、蠢蠢欲动的样子了。

据说美国一家大医院曾在进行功能核磁共振检测时，男性病人的施测照片上都会出现奇怪的兴奋亮点，把仪器厂商找来也查不出原因。

一天主任来了，在旁边默默看完操作人员检查几位病人，临走时要求检测操作人员明天改穿护士制服（白长连衣裙、白袜、白平底护士鞋）。结果，后来的核磁共振照片就一切正常了。

原来是因为仪器操作人员的裙子太短、不注意坐姿、丝袜和高跟太性感，才让男性病患产生意外的兴奋亮点。换言之，都是丝袜、高跟鞋惹的祸！

首先，要弄清什么是早泄。早泄就是指男女性交时，女方还没有达到高潮，男方就已经射精；而男方射精以后，阴茎很快疲软，不再能够继续刺激女方，所以女方便会因为没有达到高潮而扫兴。

女"性"真难捉摸

女性达到高潮的时间相差很悬殊，有的女人可能一辈子都从来没有达到过高潮，不知道高潮是什么感觉，所以也从未享受过达到高潮的乐趣；但是也有女人可以一夜达到多次高潮，甚至在一次性交中就可以达到多次高潮。

高潮经验的满足感，是否会影响一个人日后的性欲呢？根据研究，有些女人反而比较在意男伴是否忠实，并不太在意自己是否每次都能达到高潮；也有些女性对有无高潮非常在意，如果男人不能经常满足她的需要，她就比较容易"出轨"，甚或与丈夫离婚。

改善早泄的核心自疗法

为了解决这一问题，首先要解决男人的早泄问题，并要采取一些方法来避免射精太快。

男方事先不要太急，女方也不要对男方性刺激过大，双方在放松的情况下进行，这样就可以延长整个过程的时间。

如此练习几次以后，就可以达到不错的效果。如果使用各种方法都不见改善，则男方应到泌尿科就诊。

早泄多半与男方婚前过度手淫的习惯有关，过度手淫会引起神经衰弱，患者容易头晕、记忆力减退、阳痿、早泄等，并不是因为射精太多造成的营养不良，而是神经衰弱的症状。

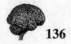

性向话题逐渐解禁，人们也发现同性恋者确实为数不少。"同性恋"系指人们与同性别的人发生性关系；有的人既与同性、又与异性发生性关系，则称之为"双性恋"。如果有人偶尔与同性发生性关系，而大多数都是与异性发生关系，根据多数学者的意见，此人不应算是同性恋，而是看作有同性恋倾向。

男男·女女·男女·同性恋与双性恋的界定

严格来说，同性之间必须有发生性关系，才算是同性恋。女同性恋则比较难以界定，至少在生理结构上比男同性恋较难以界定。

姑且不论是非或自主意识，而就医学的角度来看，男同性恋之肛交极易造成直肠黏膜损伤，故非常容易感染艾滋病。所以，一定要使用安全套，以免造成意外的遗憾。

同性恋是否有基因异常？有人认为与遗传无关，是否已在胚胎中可见端倪，目前也仍有不同意见。不过，无论如何，同性恋者脑中有一定异常，则几乎已是确定的事实。但究竟是脑部异常致使行为异常，还是行为异常造或脑部与常人不同，则又无一定的说法，大部分学者赞成前者的论断。

没有投错胎，只是大脑构造比例不一样

在 1991 年，有名的《科学》（Science）杂志发表了一篇文章，一群死于艾滋病的同性恋者的大脑经解剖后，发现其结构与一般人不同：在下丘脑引发男性典型性状行为的神经核比一般男性要小得多，比较像女性下丘脑的神经核。此研究结果引起同性恋团体的攻击，生怕因被认为艾滋病是一种生理疾病而受到歧视。

后来，研究又发现同性恋者的胼胝体较大，美国国家卫生院则发现母系方

面有一个基因会影响性倾向。

2008 年,瑞典科学家通过脑扫描的研究结果已经予以证实,同性恋者在大脑结构上可能与异性恋者不同。有一个专题研究,共扫描了 90 个男女同性恋者和异性恋者的大脑半球的体积大小,结果发现女异性恋者和男同性恋者的大脑半球的大小比较相同,而女同性恋者和男异性恋者之大脑两半球的大小没有差异。

换言之,男同性恋者的脑部比较像女异性恋者,而女同性恋者的脑部比较像男异性恋者。

后来进一步研究发现,杏仁核方面也有些问题。男异性恋者和女同性恋者在右杏仁核有较多的神经联结;而男同性恋者和女异性恋者在左杏仁核有较多的神经联结。

总而言之,认知能力、生理及脑部解剖方面的差异证明,对性取向的影响已经超过环境因素的影响。因此可推论,同性恋倾向应该是在胚胎发展期已经确定了。同性恋或异性恋倾向皆有其生物原因,并非当事人可以"自由"选择。

学者卢兆麟先生有几本关于脑部研究的著作，我对其中诸多观点都非常同意，借此介绍一下卢先生的宝贵经验，以及我个人的看法与建议。

首先需要声明，这里所谓的"右脑"，是指右力者（右撇子）的右脑；那"左撇子"怎么办呢？不要紧，一字之差而已，把用"右"的地方都换成"左"，把用"左"的地方都换成右就可以了，以下我就不再重复说明。

右脑发育和训练的黄金时期

要想训练"右脑"，就必须抓住右脑发育的关键时期，一般是在三至六岁，也就是上小学以前、上幼稚园的阶段。因为只有在上小学之前，儿童脑部的发育才以右脑为主，3岁以前还太小；要是晚了，以右脑为主的阶段就逐步变成以左脑为主。

多数成人一生都是以左脑为主，都在训练左脑。3~6岁是关键期，如不趁此机会对右脑加以训练的话，机会就错过了。所以，请父母把握住这个时期，帮孩子加紧"右脑"训练。这样孩子的两侧脑都会非常发达，前途不可限量。

对于3~6岁儿童的训练，我觉得可以考虑送幼儿园，因为在那里有老师持续性的指导，虽然未必都是针对"右脑"的训练，但是总比没有训练好。

从幼儿园回家以后，那就是父母亲的责任了。如果家中长辈，如爷爷、奶奶、外公、外婆能有时间及体力照顾孙儿，那也不错。不过最好事先跟他们说明什么叫"右脑训练"，以及该怎样去训练孩子。除了后述我的个人建议和做法，卢兆麟先生的著作中也有很多值得参考的内容。

生活化、低成本的右脑训练法

在这里，我简单为大家介绍一下我训练自己孙子的方法。首先，因为我是医生和教授,懂得儿童神经生理及心理学,所以我能帮孙子一把,也能教孩子的母亲如何培训儿童的右脑以及在关键时期锻炼右脑的道理和重要性,包括什么是右脑主导期、右脑的特色和怎样激发右脑的潜力等等。

我的方法简单的归纳起来有以下三点。

①看图识物——认知与联想的锻炼

在孙子的婴幼儿时期,我常会画出各种东西,如小房子及周围的事物(树木、车子、小狗等),让他认知生活中的各种物品和环境。随着孩子成长,可以逐渐加深、扩大图画的主题和范围。而且,让孩子一起动手画图是很重要的,大人可以在旁参与,刺激孩子的灵感和联想,但不要干涉其画风或内容,尤其要学会耐心聆听孩子对画面的解说,鼓励孩子多多表达想法,这都有助于激发孩子的联想、创作、美感等能力。

②买玩具一起玩——情境与科学整合学习

先以孩子感兴趣的玩具为主,玩具从简单的到复杂的。例如汽车,先从简单、惯性的开始,一边玩一边和他们解说情境和玩具隐藏的原理,向前开、倒退、转弯、爬坡、出门、回家,甚至车祸、翻车等等。接下来和其他游戏结合,如扮家家酒、换到户外场境来玩或是角色扮演,都是很好的脑力训练。如果是玩直升机,先由家长示范驾驶,冲向蓝天、飞越高山、穿过峡谷(家里的桌椅等家具就是很好的地形模拟),再由孩子们自己操控驾驶,看他怎么飞,看他们的大脑会带着直升机遭遇些什么事。

③说故事接龙——复杂知识、口说表达的综合训练

一开始先讲短的,以后再逐渐延长,像是连续剧的形式。而且最重要的是由自己编故事,每天想一段,情节还可以配合曾经画过的图画、玩过的玩具。每次我为孙子讲故事都力求生动有趣,孙子们听得身临其境,高兴得不得了,很自然地接着说故事,发挥他的想象力。这个"游戏"很容易成功,因为只要参与的大人"称职",就会充满乐趣和成就感。

父母要扮演充满感情的听众,偶尔加入编剧,大部分时间放手让孩子"自由想象",并伺机在过程中"技巧性地"给一点主题相关知识、描述故事的修辞、美学或情绪等指导。让孩子感觉到自己学到了这些知识以后,故事编得就越来越美、越来越有趣、精彩得不得了……其中获得的多元脑力锻炼,其实是不容小

觑的。

天才难追，人才可为

我常用来教育孙子的这几个方法，看图辨物、玩玩具、故事接龙，缺少了卢先生的许多图形之类的教具，不过好处是很家常、低成本、丰富性和变化性大。其实，语言和操作、剧情结合，就足以训练孩子的头脑来联结各种信息，以及学会加以延伸、变化，我觉得这基本上已经达到了训练右脑的目的。

最后再强调一下，虽说孩童时期是锻炼右脑的黄金时期，但其实每个年龄层都同样可以加强大脑的训练。无论是训练右脑，或是锻炼左脑，最终的目标都是为了达到两脑平衡，而非侧重一边。

所谓的"天才训练"，实际上也并不是要去"制造天才"，主要目的是让大脑能更加精进，不要浪费掉优秀的遗传因素和资质，这就算是能人尽其才、善用大脑了。更何况，"天才"是很多因素促成的，并没有一种一定会变天才的训练模式。所以，大家不需要花时间追寻这个不存在的终极答案。有关这部分的观点，尹在信教授于推荐序中的看法也值得参考。

面对竞争和压力的环境下,有些学生表现比较好,可在压力下苗壮成长,但有些学生就是做不到,为何如此?最近的研究发现,关键在于人体中的儿茶酚-O-平基转移酶(COMT 基因),儿茶酚-O-平基转移酶(COMT 基因)负责协助规范神经系统的活动,保持脑力正常运作。

应对压力也与基因有关

《纽约时报》指出,台湾每年有逾 20 万名中学生参加升学考试,是攸关学生未来的重要考试。若想研究基因在重要考试上的影响,升学考试是绝佳的研究对象。研究计划从台湾的三个考区找来 779 名考生中,采取血液样本,把每人的基因型和个人成绩做比对。

儿茶酚-O-平基转移酶(COMT 基因)是一种带有特殊酶的组合码,这种酶负责清除前额叶皮质区的多巴胺。前额叶皮质区是人们做计划、决策,预测未来、后果以及处理行动之所在。而多巴胺会改变神经元的放电速度,加快大脑的运作,就像涡轮增压器一般。大脑运作的最佳状态是多巴胺维持在最佳水准,太多或太少都不好。

儿茶酚-O-平基转移酶(COMT 基因)有两类,一类所组成的酶会缓慢移除多巴胺,另一种所组成的酶会快速清除多巴胺。一般人带有其中一种或两种都有。研究发现,拥有活动较慢酶的人,认知能力较强,平均智商也较高,但压力过大时就会失灵;拥有活动较快的酶的人,反而会在面对压力而有最佳表现。

研究还发现,拥有活动较慢的酶的学生,平均得分比拥有活动较快的酶的学生低了 8%。报道指出,了解学童感受压力的倾向以及如何对付压力,可帮助学生的学业竞争。压力比人们的认定复杂多了,但也比想象中容易控制。

后天训练同样影响学习成绩

还有其他探究儿茶酚-O-平基转移酶(COMT 基因)的研究(包括针对美

军),如对伊拉克和阿富汗战争退伍美军的创伤后压力症候群和儿茶酚-O-平基转移酶(COMT 基因)之间的关联性研究,美国海军研究院研究儿茶酚-O-平基转移酶(COMT 基因)和飞行员表现的相关性,加州大学圣地亚哥分校则研究儿茶酚-O-平基转移酶(COMT 基因)在战斗和身心健康中的角色。

初步研究结果都显示,容易担心发愁的人仍可处理庞大的压力,只要受过良好的训练即可。即便是海豹特种部队中,也有部分队员先天容易担心发愁,但照样可以成为勇士。

目前对学生成绩的评估大多通过考试结果、量表推测学生的学习成效。希望将来通过基因、生物标记,更能了解提高学生学习能力的方法,根据这些结果有的放矢地培养学生可有事半功倍的效果,也能够更好地因材施教,发挥学生的天赋能力。

研究证明人体约有 2 万个基因,COMT - 158 基因可能和学习有关,儿茶酚-O-平基转移酶(COMT 基因)是一种促使大脑物质中多巴胺回收和分解的酶,分为三个变异点:(MET - 158/MET - 158)(MET - 158/VAL - 158)(VAL - 158/VAL - 158)。

过去研究认为,三者中以(MET - 158/MET - 158)在学习、记忆、语言、智商中表现较佳。但研究也发现,带有(MET - 158/MET - 158)基因型的学生,升学成绩中的自然、数学、社会三科的表现,显著不如带有其他两个基因型学生。也就是说,具有基因优势未必就会有好的学业成绩,后天环境、学生抗压性也可能导致基因好却考得差的结果。

镜像神经元是在 1992 年，由意大利的瑞索拉蒂在研究中意外发现的。研究团队当时是要测试猴子做何种动作时，大脑皮质运动区的神经元会活动起来。

神经元之间的同理反应

瑞索拉蒂团队在观察期间，有一位研究者偶然拿了一个东西放进嘴里吃，这时，猴脑中探针下的神经元突然大大活动起来。这可是一个有趣又重要的现象！猴子本身没有吃，只是看到人吃，它的大脑运动区细胞居然也活动了！

后来，有人用腿部的触摸动作来实验。同样，当触摸别人的腿时，自己的神经细胞活动也会跟着活跃起来；虽然触摸者的活动区和被触摸者有些不同，但重叠现象还是很明显的。

神准的镜像直觉

有一个实验是要被试观察其他人在餐桌前"正在吃"和"将要吃完"的情景，以此观察额叶皮质神经细胞的活动有无不同。结果发现在这两种情况下，大脑由不同的神经元在进行活动，但活动反应是相似的。哺乳动物的这种了解和识别他人的"同理心"能力，是在演化过程中建立出来的，这种能驱使社会一致的机制，在群体生活中是很重要的。

"镜像神经元"可以使人直觉地知道别人的感觉，或是对方在想什么，这是模仿和同理心的基础。我认为，这也是一个人为什么容易受到环境影响的原因。

在好的环境条件中，就会培养出很多好的、善良的习惯和生活作为，反之亦然。这也是中国人所说的"近朱者赤，近墨者黑"的道理，孟母之所以三迁，应该也是因为这个"镜像"的原因吧！

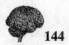

大脑，你在忙什么？

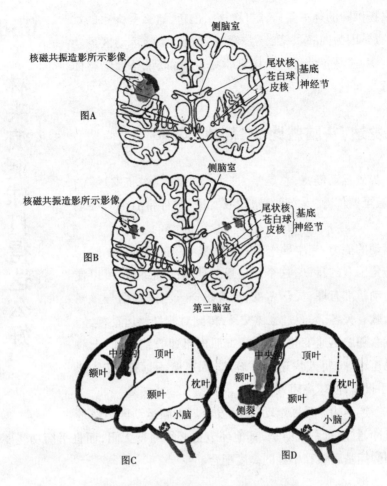

侧脑室

核磁共振造影所示影像

尾状核
苍白球 } 基底
皮核 } 神经节

图A

侧脑室

核磁共振造影所示影像

尾状核
苍白球 } 基底
皮核 } 神经节

图B

第三脑室

中央沟　顶叶
额叶
颞叶　枕叶
小脑

图C

中央沟　顶叶
额叶
颞叶　枕叶
侧裂　小脑

图D

镜像神经元的影像侦测及其在脑中的图解

图 A、B 为大脑横切面,在核磁共振造影时,图 A 为看人正要进餐时;图 B 为看人吃完大餐后,杯盘狼藉;图 C 为在猴子的活动皮质区发现镜像神经元;图 D 为在人的大脑,镜像神经元向前到额叶,而额叶与情绪和意图有关。(猴与人之大脑本不同)

问题探索

名扬国际的林书豪篮球打得这么出色，这么受大家的欢迎，究竟是因为四肢灵活，还是脊髓、小脑、大脑运动区的功劳？其实，这是各个部分都配合得好，也可以说是大脑整体的功劳。

四肢发达，头脑就比较"简单"吗？

一提到运动健将，总是给人"人高马大""四肢发达"的印象，甚至流传着"头脑简单，四肢发达"这样带有侮辱性的话语。

运动的能力，起主导作用的必然是大脑的运动区。除了先天遗传因素的良窳，这个部位通过严格的训练，也可以使各种运动精准有序，灵活多变，反应迅速。当这些信号顺畅通过大脑有关各部，经过锥体交叉，传到对侧脊髓运动神经，肌肉就会随之迅速变化，例如腿部肌肉迅速收缩，同时上肢肌肉迅速运球，使人快速带球奔跑，到离篮不远处，突然跃起，举手投篮，使球应声入网。

在一连串的运动联结动作中，发令者大脑运动区当然是首当其冲，胜败所系。但是，其他环节也必须通行无阻，而且平衡功能要好，这又必须仰赖基底核和小脑的高度配合。

智慧型运动员赢在 3Q——智商（IQ）、情商（EQ）、体能（HQ）

这些优秀的运动员，当然必须努力锻炼肌肉，才能反应迅速有力、有耐性、缺氧阈值高，各肌肉纤维组织配合得当，每次上场也才能精准无误，达到百发百中的好成绩。

不仅如此，林书豪的情绪智商很高，胜不骄，败不馁，全场观众为之疯狂，他却一再声称这是团队的力量，所以在团体中人缘好，这就是他大脑边缘体整体

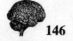

的功劳。此外，在比赛中能头脑思路保持敏捷，进退得宜，这又是前额叶的功劳。

所以说，基本上单以头脑而论，林书豪是一个"完人"。篮球打得这么出色，居然又是一名"哈佛小子"，中、英文都非常流利，而这又需要他的语言中枢等都属上乘，说他是"文武双全"实不为过。

像这种"金头脑"的境界，正是人类精英的典范。虽然不是每个人都容易达到，也许你也没有想登上大舞台、大战场的打算，但何妨不一起来锻炼这三种能力——智商（IQ）、情商（EQ）、体能（HQ），即使只是用来应付现实生活，也会让你成为工作与人际间的常胜军。

问题探索

中国的针灸已有数千年的历史。最初还不知利用金属的时候，人类已经了解身体上有一些穴位可用来调理身心。于是有人将石头磨细、磨尖，以扎而不入的方法止痛、调气、活血，据说也能用来改善和治疗一些疾病。

止痛、麻醉——针灸刺激产生吗啡

自人类开发出金属之后，就制成所谓的"金针""银针"，而现代多采用高级不锈钢质的灸针，甚至现在更有所谓结合西医的"电针疗法"。针灸并非随意下针，而要根据症状与对应的穴位来进行诊治。

据研究人体大约有 365 个穴位，还有所谓的"阿是穴"，就是哪里痛，针就刺哪里。对于神经性疼痛的病患来说，日子真是难挨，中医师用几根针，扎一扎，疼痛就不见了。中国这种古老医术让外国人叹为观止，虽然针灸的治病机制到现在仍无定论，但不只在中国、亚洲，全世界都已给予针灸一定的地位和肯定。

过去医院对于即将手术的病人，都会采用麻醉药的方式，像心脏或肝脏移植等重大手术，更会以硬脊膜外加上全身麻醉。但是后来发现，由于手术中必须使用抗凝血剂，硬脊膜外麻醉容易导致出血意外。所以，近年来也有医院改以针灸麻醉搭配全身麻醉，以减少麻醉药产生的副作用问题，并可用来减少术后的疼痛与恶心反应。

关于针灸的止痛机制，目前有科学证明的就属针刺激时，神经与大脑系统产生了关系，许多穴位经针刺以后可以产生脑啡肽，因而有止痛与放松的作用。实际上，针灸的效果远不止于此，随着整体科技的进步，一定会逐渐揭开针灸的医理和机转的谜团。

头部穴位与冥想

中国大陆和西方研究者也曾成功地利用脑电分析功率频谱的方法，测量出冥想的能量。根据有关瑜伽（Yoga）和超觉冥想（transcendental meditation）的研究文献记载，人们在冥想时，脑额部及顶部之"α波"振幅增加，并由一小部逐渐扩散到脑的其他部分。但并不是所有练习冥想的人都能达到同样的境地，这大概是师傅领进门，修行靠个人的个中差异吧。

在我所参与的研究过程中，也注意到当被试冥想时，仪器的曲线有明显的变化。这真是令人振奋！这些事实都证明中华医学遗产确实有很多重要的科学宝藏，只不过还有许多未被证实而已。

另外，人的脑部构造相当复杂，头部的穴位对健康和智力的进展也具有功效，像是多按摩额叶处的神庭穴，能增加精神意识和消除疲劳；头顶中央的百会穴能够提神醒脑、协调全身的运动；颞叶天冲穴位于耳上方，为声音、语言记忆、情绪的总汇；天柱穴则有助于增加听力、恢复记忆及安定情绪……总之，大脑是个穴位密布、攸关健康的重要部位，即使没有练习冥想或使用针灸，只要用双手常常按摩头部各处，通过适当的力道、手的温热，配合和缓的呼吸吐纳（最简单的冥想），就能很方便又有效地达到养生保健的作用了。

关于记忆的形成，许多书籍中都有介绍，例如有本书上这样记载——不论你说的是哪一种记忆，基本上它们都是同一件事情，即一组神经细胞同步激发活化，形成某一个特定的形态。思想、感觉、知识、念头、幻觉，任何大脑功能都是由同样的情形造成的（除了癫痫发作时那种随机的神经激发）。

凡思考过，必留下痕迹

曾有研究这么说，听觉皮质中的一组神经元同步激发，使你听到某一个乐音，形成某个记忆形态；另外一个形态，则是在另一个区产生，也许给你一种害怕、蓝色的感觉；或再一种是涩涩味道的感觉，如尝一口酒……记忆的形态便是这样形成、增多的。当刺激信号停止后，记忆还是被大脑保留住了。

简言之，记忆就是条件反射中"信息传递的痕迹"。一次痕迹只会产生很短的记忆，但多次痕迹之后，便能维持较久的长记忆。

不同信息经过同时且多次的刺激，就会形成"条件反射"，例如酒与酸、涩同时出现，你就会记得这酒又酸又涩。有时只要一次，有些经验或许需要几次，你就会记住了，就这么简单。

短记忆，有多短？ 长记忆，有多长？

记忆有"短记忆"和"长记忆"之分。短记忆只能维持 5 ~ 120 秒；如果刺激多次发生或有意义的事，就由海马回转到皮层，保留时间由 1 分钟到终身都有可能。

记忆的牢固与否或长短，和许多因素有关，例如发生的次数多或者意义重大，就会记牢些。否则即使到了皮层也会逐渐被遗忘，并不是所有的事情都牢记终身。

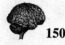

这里简单介绍一下有名的"贝式学说"及"工作记忆理论"。由于记忆和思考之间有着密不可分的关系,于是就产生了一个新名词——"工作记忆",用来描述我们如何处理知觉、记忆和概念。英国的贝德利教授(Alan Baddeley)所创立的"工作记忆模式"有以下三大部分。

①中央总裁

用以协调各部门送上来的信息,调整、联系新进来的信息等。

②视觉空间描绘版

暂时保留视觉影像。

③语言回路

包括物理音与语音。

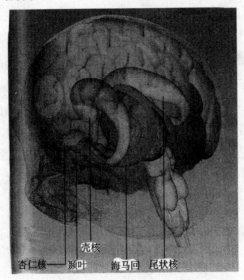

和记忆有关的大脑皮层下组织结构

如文中所述,海马回和记忆关系最重要,尤其是长期记忆。其次,杏仁核、尾状核、壳核也有一定作用,这些组织当中,尤其是海马回若遭受破坏,则记忆将严重受损。如果助忆器早日研发成功,无疑是失忆患者的一大福音。

感受，总是抓住记忆的"尾巴"

通过脑部造影证明，可以确知人们在工作时，中央总裁、视觉空间描绘版、语言回路这三部分互相密切联系和呼应，并和已有的知识结合，做出恰当的行动计划。

但是，人们在工作中，有关信息又何止视觉和听觉？这些感觉是大量、多方面的，有些甚至与工作和生命都有重要关系，为什么"贝式学说"只提出了视、听两项信息，却忽略掉了其他所有信息，还设立了一个中央总裁？这个理论过度使用电脑原理来解释人脑了。

其实额叶本来就是根据下方各部位来的信息进行思考，然后做出结论和决定，何必虚设一个中央总裁？强调视、听觉信息，却舍弃了其他所有信息！所以，我觉得贝氏学说比较适合运用在机器运作当中，把机器的运转及其噪音合在一起，对理解电脑可能有些许帮助，但不适合用来解析人脑。

另外，人们在评估某件事带给你的痛苦或欢乐时，大脑会特别重视过程中的高潮和结尾，并且在记忆中以这些片段决定整个过程的痛苦或喜悦的程度。所以，凡事有好的结尾十分重要，可以让记忆里欢乐的印象多一点，减少痛苦的回忆，这对于生活中的幸福感和心理治疗的成功性都是非常重要的事。

我们在讨论记忆、学习和思维时,都提到轨迹问题。当信息在神经通路上经过,必然留下痕迹,也就是轨迹,它是记忆和智慧的基础,这是一个非常重要的课题。

忆痕与烙印是怎么回事?

"忆痕"到底是什么?这是科学家认为至关重要且锲而不舍地探索的目标。人体细胞所做的,归根结底就是制造千万种蛋白,以便完成千万种工作。因此,记忆与蛋白合成也有关系的推理,是非常合乎逻辑的。

蛋白质的生成与形成记忆有关的最明显的例子,就是所谓"烙印现象"。这在禽鸟中最为显著,幼鸟一旦孵化出生、开始走路,就跟定了一个移动的目标,通常是母禽。这种烙记的时间有一定范围,小鸭一般是 16 天。

动物行为学家罗伦兹终日与鸭为伍,是小鸭的烙印,所到之处都有成群小鸭随从,形成动物界一大笑谈奇观。这种现象是有坚实科学基础的,小鸭于见到烙印的 2 小时内,脑内蛋白即会增多,因此可以推测这种新蛋白延轴索到达突触,改变了突触的结构和性质。

记忆,竟然是蛋白做成的

一直以来,记忆与思考能力都是人类最瞩目的特质,而记忆中长记忆的形成,目前被认为牵涉到神经细胞突触的变化。而这一变化的前提是突触区域必须合成新的蛋白质,如果有外力或某些因素抑制了突触区域蛋白质的合成,必然就会抑制长期记忆的形成。换言之,如果脑部突触区合成蛋白质的功能正常,那么这个人的记忆力就不会发生问题,甚至能记忆力过人。

麻烦的是,有的药物会干扰蛋白的形成,因此也影响人的记忆。著名的金鱼实验清楚说明了此问题:先打开鱼缸的灯后,才会洒下鱼饲料,多次后鱼记忆起来了;但在训练成功之后,再给鱼注射抗生素,干扰了脑内细胞合成蛋白,数日后,鱼就忘了之前的烙印,不记得灯亮与饲料之间有关系。因此,蛋白质是训练长记忆的关键,也是脑部生成新突触的重要因素,这在老鼠实验也已经证明过。所以,老年人多动脑,有助于增强记忆、防止或延缓老人痴呆,绝对是有科学依据的。

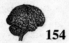

第四部分　脑与疾病

障碍、退化、精神疾病是怎么回事？如何预防？

千万别让脑部受伤！脑功能障碍如同不定时炸弹，会残留，难预料。

尽管精密的大脑有抗压性，也有自愈力，但最无法招架的就是外力冲击与肿瘤。

一旦头部受创，可能立即致命，也很可能在你以为没事后的某一天严重当机。

语言是人类沟通最重要而又最方便的方法。人类大脑有专为语言而设的区域，能综合各种信息让语言做出反应，或将思维化成语言，以便彼此沟通。

口吃·断续·有口难言——勃罗卡氏失语症

语言由左大脑掌控（指右利手者），有特定的部位，其中又有各部分的分工合作，一起完成复杂的语言机能。

特定的语言区，如布罗卡区（Broca's area）、威尼基区（Vernicke's area）与角回（Angular gyrus）等。在威尼基区与布罗卡区之间有弓状束相连，任何部位的损伤都可能造成不同形式的语言功能障碍，统称为"失语症"。

布罗卡区在额叶下后方，侧裂之上，运动区之前，大致呈倒三角形，主要功能是控制语言的流程，但发音表达仍需交给运动区管辖的咽喉颜面部分去进行指挥有关肌肉的协同动作。此区域损伤会造成"布罗卡氏失语症"，病人虽能发声，但往往不能成语，或说话断续、停顿，表情有意难言。患者仍然懂得别人的语言，也能写清楚自己的问题，但就是无法顺利说出，因此苦恼不已。

"语聋"与"举名性失语症"

威尼基区损伤时的情况则不同，病人无法了解语言，听而不知所云。病人的布罗卡氏区功能正常，所以讲话不受影响，能侃侃而谈，但因为不了解别人所说的语言，所以往往看到患者答非所问，词不达义。

威尼基区之前方是听觉区，后上方是与视觉区相邻的角回（Angular gyres）。威尼基区与角回合在一起，与额叶的布罗卡区有弓状束相通，但埋在皮质之内。

威尼基区前接听觉区，后邻视觉区，左右逢源，居中策应。相关部分若有损伤，也会造成不同形态的失语。若是听觉输入威尼基区的管道故障，病人就听

脑与疾病

157

不懂话,但对文字的了解无碍,能读、能写也能讲,这种情形称为"语聋"。

如果是左角回出错,失去了威尼基区与视觉的界面,病人就无法指名道姓。例如看到一支笔,明知用途,却说不出为何物,这种情形称为"举名性失语症"。

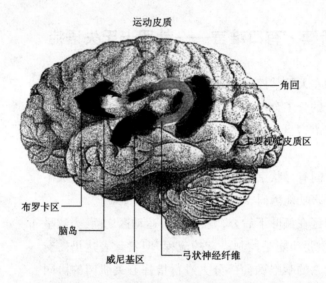

运动皮质

角回

主要视觉皮质区

布罗卡区

脑岛

威尼基区

弓状神经纤维

特定的语言区

特定的语言区,如布罗卡区(Broca's area)、威尼基区(Vernicke's area)与角回区(Angular gyrus)等。在威尼基区与布罗卡区之间有弓状束相连,任何部位的损伤都可能造成不同形式的语言功能障碍。

词不达意表错情——传导性失语症

架在威尼基区和布罗卡区之间的桥梁弓状索也可能中断,病人的读写能力没有明显障碍,虽能听懂语意,但反应迟钝,常词不达意。简单的复诵有时也会露出破绽,例如要他复诵"旅行"二字,他迟疑一下,可能回应为"飞机",似是而非。

因为前后两区失联,后面所接受的语意不能迅速直达前方,须迂回改道,绕路到布罗卡氏区,但过程中已扭曲了原意,所以即使看着文字复诵也会出差错,这便是"传导性失语症(Conduction aphasia)"。大脑皮质只是方寸之地,传起话来都可能失误,何况是人与人之间的"二手传播"? 值得深思!

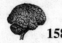

中风、外伤造成的"总体性失语症"

由于掌管语言的各功能区如此接近,在临床上比较少见到上述各种单纯性失语症,无论是因为外伤或中风(血管破裂或栓塞),都可能波及整个语言区域,所以出现的症状也会同时包括以上各种失语中的几种或总和,称之为"总体失语症(Global aphasia)"。

中风患者如左侧瘫痪,病在右脑,言语不受影响;反之,若左脑语言中枢受损,就会有不等程度的失语症。原本擅长两种以上语言的人,一旦失语,所有语言能力都会一起丧失,可见各种语言的运作都是在语言中枢里进行的。

脑与疾病

脑部是复杂又灵敏的身体机构,掌管身体大小事务,高高在上。但是却又非常脆弱,尤其怕摔、怕撞、怕中风,这"三怕"的关键在血管破裂、血管阻塞或颅内出血,一般都与血管或血液的状态有关。

脑出血的原因与类型

"脑出血"这个词,被用来泛指所有的颅内出血,主要是脑血管破裂所致,根据原因分为三种:"出血性中风""蜘蛛膜下腔出血"以及"自发性脑出血"。其中自发性脑出血,少数患者是由脑瘤或颅内血管畸形,而引起血管的破裂。

另外,还有一种和出血无关的"缺血性中风",是由于脑部整体血流不足,或是局部血管阻塞造成的坏死。缺血性中风后,也有可能因为高血压等因素,在同一区域产生持续性的脑出血。

侧脑与肢体的交叉对应关系

因各种因素造成颅内出血时,是左脑或右侧脑出血?受到波及的伤害范围会有所不同。

运动神经由大脑中央前回的运动区发出后,在颈部的锥体交叉到对侧区(见图),所以支配的是对侧半身(包括上下肢)的运动。当左大脑出血或受创伤时,即造成"右侧偏瘫";而右侧大脑出血时,则正好相反,形成"左侧偏瘫"。

不仅如此,因为人的语言中枢位于大脑左侧,所以若是左侧大脑出血,除了会使右脑肢体瘫痪,还容易造成"失语症";而右脑出血,则对言语能力往往没有影响。

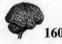

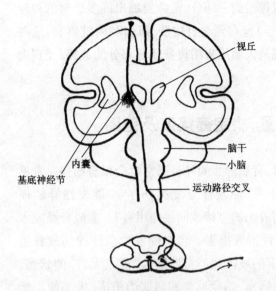

视丘

脑干

小脑

运动路径交叉

内囊

基底神经节

运动神经的通道

左侧大脑出血时（如图所示，临床上以内裹出血多见），阻断了从左脑中央前回运动区所发出的神经纤维，此神经纤维经锥体交叉到对侧脊髓运动细胞，因此造成人体右侧偏瘫。另外，因为语言中枢在大脑左侧，故常伴有失语现象。右脑出血时，对运动神经通道的影响恰好相反，故造成左侧偏瘫，但因语言中枢不在右脑，因此患者语言能力大多不受影响。

（图片来源：尹在信教授讲义）

　　身体各部位在运动区上的面积分布并不是一成不变的，例如肢体部分的手指缺损了，运动区上的相应部位也就萎缩了。其结果不仅是附近部位的扩张，而且大脑还有全面的调整，例如口足画家，他们代替上肢功能的口或足，在运动区上的范围必定相对扩充；又如盲人大脑皮质上的指尖部位，也可能会因为经常做点字的练习和使用而变大。

脊髓是中枢神经的一部分,两旁发展出许多成对的神经纤维(称为脊神经)分布到全身皮肤、肌肉和内脏器官,这些神经纤维可以说是大脑用来指挥身体各部分的通路,受到大脑的控制。

脊髓受伤位置,决定瘫痪波及范围

脊髓受伤时,脊髓内腔的神经通常也会跟着损伤。常见的脊髓损伤可分为"原发性脊髓损伤"与"继发性脊髓损伤",这两者都与外力的直接或间接作用有关,造成脊髓腔水肿、血肿、破碎、骨折等损害。当脊髓发生急性挫伤或骨折时,受伤位置以下的肢体和器官即陷入"群龙无首"的状态,呈现下肢或四肢瘫痪、感觉消失和肌张力消失、大小便失禁等痛苦不堪的后果,而且往往难以复原。

脊髓损伤是脊柱骨折的严重并发症,由于锥体的移位,或者是碎骨片突出于椎管内,使脊髓或马尾神经产生不同程度的损伤。

如果在胸腰段损伤,会使下肢产生感觉与运动障碍,称为"截瘫"。如果是伤在更高位置的颈段脊髓,连两个上肢也会产生神经功能障碍,称为"四肢瘫痪"。

感觉神经的交叉传达与中断

人体的感觉神经系统,与手脚、四肢的感觉传达主要是呈交叉状的关系。当感觉神经纤维进入脊髓后,要交叉到对侧,再上升到丘脑,然后放射到大脑皮质感觉区(见图)。所以,感觉的丧失,主要会发生在受损的脊髓位置以下的对侧;而运动神经纤维,因为由下而来的神经纤维在受损点已经被破坏,所以受影响的是同一侧;至于触觉和本体感觉(关节等的位置觉),因为不是立即交叉到对面,而是上升到近锥体交叉时才交叉到对面,所以和运动一样是同侧的丧失

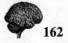

（见图）。

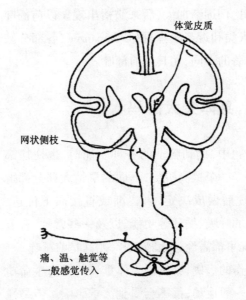

体觉皮质

网状侧枝

痛、温、触觉等
一般感觉传入

感觉神经的通道

疼痛、温度等身体感觉，是由背根传入脊髓后，交叉传
至对侧（如图所示），然后上升到丘脑，再由丘脑传递
到中央后回的皮质感觉区。所以，感觉的丧失，主要
会发生在受损的脊髓位置以下的对侧。（图片来源：
尹在信教授讲义）

大脑皮层中央前回、后回的运动，以及和感觉区的管控图，如前所述正好是
一个头下脚上的倒挂人形，看上去不但不成比例，而且不连贯。其实是因为感
觉敏锐的地方，如嘴唇、手指，所占比例就特别大，但是脚部并没有特别大，这部
分和之前的图像研究有所出入，孰是孰非有待商榷。

运动区的情况大同小异，但是随情况而有所变异，例如肢体缺损时，运动区
相对部分也退缩，口足画家的运动区之口、足范围必然扩大。015问的人体图形
脚特别大，是否是口足画家的图例？开一个玩笑！

从演化的观点来看，脊椎动物的中枢神经系统由低级到猿，再到人，其大脑比例逐渐加大，后来皱褶出现。以前额叶的变化更为显著，人类和近亲黑猩猩（Chimpanzee）各部分脑子的比例其实有显著的不同，尤其是前额叶。

大总管请病假，身体会大乱吗

我们在前面各题中，提到脑子的各种功能时，也往往都会提到前额叶似乎是一个最高阶层，下面的事情大部分都得向它报告，由它处理后做成决定，再逐渐或直接向下传达。除了人体一些重要的呼吸、循环等功能，以及一些常规、有节奏的规律动作外，凡事都需经过大脑额叶，尤其是前额叶。

研究前额叶受伤的病例，会发现人体重要的维持生命功能，如呼吸、体况或一般运动，都不会受到严重影响。但是性格、个性以及如何对外界反应等，则会发生问题。但外观上不太明显，并非一眼可以看出来。

切除前额叶，后果近似精神分裂

从动物实验来看，一只明显有神经质的猴子接受前额叶切除术后，变得比较放松；而人类因疾病而接受治疗性的切除时，医生为了断绝联结性，将额叶与其他部分之间相连的神经纤维切断。1936—1978 年，在美国共对 35 000 例患者进行手术。这种手术后来进行得越来越少，但是却也发现手术副作用逐渐出现，而且日益严重。

这种手术的副作用，最严重的是造成性格改变、情绪低落、缺少进取心等问题，甚至变得不能进行工作。有些患者对任何事务、工作都缺少主动性，在社团工作中的行为落差更大。

前额叶手术的病人，有许多表现和精神分裂症患者非常类似。精神分裂症患者最明显的症状，就是外界信息和内在的心理活动不匹配；前额叶受伤的人

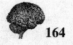

也一样,对外界的刺激无法有正确的反应。总而言之,在态度方面表现异常,病人在社会适应或与工作有关的记忆方面,也都会出现异常,无法再像正常人一样过日子了。

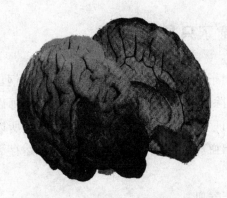

前额叶有什么功能? 受伤了会怎么样?

前额叶皮质系统位于脑前端三分之一处,是思考及控制中枢,主管"认知""重要决策"与部分"情绪",协助我们专注、控制冲动、拟定计划、做成决策。这个区域受损,会影响到一些功能的发展,像是和人互动、同情心以及如何融入社会等等,就是所谓的注意力不足症(Attention Deficient Disease)。这类患者对于规律性、例行性的日常事务,如学校作业、老板交付的任务,越努力效果越糟。病患想专心时,前额叶活动反而降低,会同时闪过很多种想法,使思绪无法集中在某件事上。

实证结果来看,头脑和心脏,可说是人体中最致命的两个要害。当心脏受到枪击或刺伤,死亡率几乎是 100%。相较之下,大脑的整体空间略大,受到重创时"侥幸"闪过死神的机会有可能高一些。但由于脑部主管全身功能,即使受伤后救回一命,通常也是后患无穷。

脑内奇迹? 说穿了只是运气好

美国一位年轻男子罗佩兹因友人一时失误,被不锈钢鱼叉射穿脑部,手术移除鱼叉后,竟奇迹般活了下来!医师以血管摄影进行检查,证实罗佩兹的脑内血管并未受伤,所以没有造成致命的大出血。另外,主治医师认为他能幸运存活下来还有三个原因。

①鱼叉未伤及主要血管

②鱼叉穿入的是血管较少的右脑

③鱼叉未穿过左右脑的中线

如果不是刚好符合以上三个条件,医生预估这位年轻人应该早已死亡。

最近在网络上又看到一例,也是头脑被鱼叉穿伤,也没有死,而且伤到的是危险性更高的左脑。我想,虽然有两例报道了,但还是要申明:绝大多数情况都是会致死的,能活下来的只是极少数的幸运儿。罗佩兹虽然存活下来,但其实并非毫发无伤,他无法记得事发经过,而且语言功能确实也受到了一些影响。

大脑,你在忙什么?

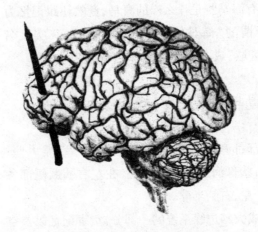

前额叶受伤,但未死,会怎么样?

患者对外来信息及内心活动不能配合及正确反应,行为
与精神分裂者相似,患者不但会失去工作能力,有时还
会有破坏和犯罪行为。

建立大脑风险管理意识,意外之后没有例外的幸福

几根叉子中间毕竟是有较大的空间,恰好脑子中的重要的血管、神经纤维
都不是与叉子交叉方向的,所以比较有机会躲过,没有被伤到。而且重要的神
经核、神经团都没被穿到一样,太幸运了。

也有被子弹射击而没有死亡的奇迹案例。有一名意大利男子遭到鸣枪流
弹射中头部,结果打个喷嚏,子弹竟从鼻子里被喷出来,连医生也啧啧称奇。经
医生分析,这枚子弹穿过男子的右侧太阳穴,绕过眼窝后方,擦过眼球后卡在鼻
腔中。医师把子弹取出后,这男子仅有视力模糊的后遗症,预估接受激光手术
修复视网膜可以改善部分视力,这也真是不幸中的大幸。

曾有神经外科教授表示"人脑确实有可能让入侵物穿透,却不留下伤害,但
发生概率极低。"大脑是不容许冒任何风险的,仔细看那些"幸运儿",其实他们
都付出了身体某部分机能受损的代价。

所以请务必谨慎保护自己的头部,即使侥幸保住性命,却失去了某些知觉
或能力,过着品质低下的生活,这毕竟还是非常遗憾的事,称不上"幸运"。

脑与疾病

人的脑袋里有海马？是什么样的海马，竟然还跟记忆力有关？脑袋里所谓的"海马体"（Hippocampus），其实又名"海马回""海马区域"或"大脑海马"，位于脑颞叶内。

海马体的位置与功能

每个人的脑部都有一对海马体，比人的小指头略大些，长得有一点弯曲，状像海马的神经团块，在左右脑颞侧部各有一个，分别位于左、右脑半球。

海马体是组成大脑边缘系统的一部分，负责记忆以及空间定位。与海马体相连的其他部位对近程记忆不可缺少，对长、短期记忆的存在似乎都很重要。简单地说，海马体是负责记忆的重要部分，如果受到外伤或中风，通常就无法记得眼前数周、数月或更久以前的事情。

根据研究，女性颞叶中的神经密度比较大，颞叶对于语言方面有特殊的功能，女性用词语表达的优势很显著，这也是小女孩在婴幼儿时期普遍比男婴更早开口说话的原因。语言能力发展时，女性会比男性更频繁地激活"左海马体"，这是大脑中与记忆相关的部分。而男性一般在视觉和空间方面有着较强的能力，因为他们的"右海马体"的活动能力普遍比女性要强得多。

所以可以了解，左海马体和右海马体掌管的功能不同，而女性和男性的海马体优势也因性别而有差异。

右海马大于左海马，认路能力比较强

英国有一个神经科学家观察了许多计程车司机的脑部，做了一项特别的比对研究。大家要知道，伦敦是一个古老旧都市发展起来的大都市，所以道路的复杂度不亚于台北，恐怕还有过之而无不及。科学家想借此了解整天和街道、地图打交道的计程车司机的脑部结构与正常一般人有什么不同。

大脑，你在忙什么？

科学家用最新的核磁共振技术检查了 50 名计程车司机的脑部,另外也检查了 50 名非计程车司机的男性做对照。结果发现,计程车司机脑子里的右海马体平均比非司机者要大 7%,而左海马体则小 15%。司机开车的资历越久,这项比例差得就越大。

我的记路能力特逊,所以一般都是我开车,我太太指路。我想,我的海马体一定是有些缺陷,说不定就是左大右小呢。

脑与疾病

基底神经节是埋在前脑白质之中,在左脑侧面和下方的神经元集团,包括尾状核、皮核、苍白球、丘下核和黑质,非常之拥挤,其中尾核和皮核又合称"线状体"。大脑皮层运动第6区与基底神经结之间有双向回路,基底神经节和有关人体运动的部分有相当密切的关系。所以,当基底神经节发生病变时,产生的症状都与运动障碍有关。

黑质色素流失形成的运动障碍

基底神经节的病变中,最常见的是"帕金森病",50 岁以上人口患病者超过 1%,症状主要是行动迟缓、肌肉僵硬和颤抖。患者因面部肌肉僵硬,像是戴假面具一般,缺乏面部表情,讲话口齿不清。

患者开始活动时也非常困难。有的患者特别明显,而一旦起动后又不易停下来;另外的特征是,走路时身体会前倾,步幅小(小碎步),越走越快且容易跌倒。

这种基本的病理变化,是由于基底神经节的黑质色素流失;也表示含多巴胺的神经元死灭,造成体内多巴胺明显下降,影响回路的运作,进而产生上述一系列与运动有关的障碍。同时,也因为多巴胺与情绪(报偿性愉快)有关,故患者会出现情绪症状。

最主要的治疗方法就是服用多巴胺的前躯物质——左旋多巴(L-DOPA),该物质可通过血液屏障进入脑内,转变为多巴胺。这种方法能够使症状减轻,但无法使之病愈,而且用药量往往会越来越大。另外,剂量有时不易掌握,若剂量不足,就无法改善运动障碍;但若剂量过大,又可能产生躁动症状。

现在有人将含黑质的人胚组织植入脑内,更有人通过外科手术破坏至少一侧视丘下核(因为发现视丘脑下核过度活动会损伤黑质),效果都不错。但丘脑下核小如米粒,位置又深,手术不可有任何差错,所以尚未广泛使用。

"猛跳症"与"舞蹈症"是怎么回事？

除了帕金森病等运动类型的障碍,较罕见的"猛跳症(Ballism)"病变也在丘脑下核,"亨丁顿舞蹈症(Huntington's Disease)"则是一种显性遗传疾病。

"猛跳症"也称为"跳跃症",可能发生在一侧肢体或是两侧同时显现,患者肢体会呈现大幅度、极快速、重复的不自主运动,像是突然抛球的动作,症状通常极为剧烈,也经常同时并发出现"舞蹈症"。

亨丁顿舞蹈症主要是由于染色体显性遗传造成脑部退化的疾病,致病基因在第4对染色体,病理改变则出现在线状体抑制性神经元的丧失。亨丁顿舞蹈症患者的主要症状包括手指、腿部或躯干出现不自主的、不规律的、短暂的动作,并且在记忆力、判断力及智能各方面会逐渐减退,忧虑、易怒等各种精神方面的症状颇多。

这种运动机能疾病初期多以运动方面的症状为主,但每个患者的病症差异很大。一般多在30岁以后发病,肢体不自主运动,言语困难,逐渐痴呆,且多于15年内死亡,目前仍属不治之症。

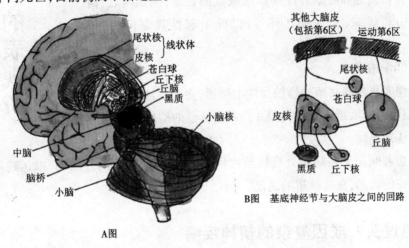

A图

B图　基底神经节与大脑皮之间的回路

基底神经节及其有关疾病

A. 剖开大脑,可见深层基础核上的复杂结构。

B. 几个重要神经核之连结通路。

基底神经节病变最常见为帕金森病;丘下核病变则会造成舞蹈症。

(资料来源:尹在信教授讲义)

性变态是指个体通过非正常的性行为方式，寻求性满足的心理异常问题。性变态也称为"性心理变态"或"性偏差行为"，有学者认为它包括了性冲动的障碍和对性物件的扭曲问题，显现的层面可分为性心理表现障碍、对性物件障碍和性冲动障碍三类。

常见性变态之行为类型

被称之为"性变态"者，多和"两性"以及"性"方面的怪异表现有关，主要常见的病态包括以下几种。

①暴露狂

患者为了获得性的满足，在异性面前暴露自己的私处，绝大多数为男性。

②恋物癖

喜欢接触和搜集异性穿戴或佩戴的物品，例如内衣、内裤、头巾、丝袜、发夹和耳环等，以此引起性兴奋，多见于男性。

③偷拍癖

患者喜欢躲在暗处偷拍女性上厕所、更衣或沐浴等私密性的行为活动，或搜集该类照片以满足自己的幻想和欲望。

④窥淫癖

患者倾向于在隐蔽处窥视异性住处、裸体或与他人的性活动，以达到自身性兴奋的状态，获得欲望的满足。

好色过头？ 成因复杂的精神疾病

新闻最常报道和揭露的变态行为，除了"暴露狂"，就属"恋物癖""偷拍癖"和"窥淫癖"。另外像是"恋童癖""性虐待"等，也都属于性变态的类型。根据研究统计，性变态者9成以上都是男性，女性占极少数，通常有此症状的人，除

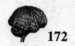

非自己感到很痛苦，或是犯案被强制治疗，否则都不太会去精神科求诊，如同社会上的隐形炸弹。

像是恋物癖者经常会趁别人不在家时，侵入别人或邻居的平台、院子，偷窃挂着晾晒的女性内衣裤，偷去以后其实并不一定接触或穿用，而是收集起来。有的恋物癖者的室内堆满了偷来的女人内衣裤，有的还是穿过未洗的，所以室内气味难闻。这纯粹是一种怪癖，但他本人却从其中感觉到了性的满足。偷拍女人的裙底风光、女性上厕所或沐浴，看似没有造成对方财物上的损失，但这实际也是一种性变态、一种侵犯对方个人隐私的行为。

现在面临一个需要讨论的议题是：这些人是属于有精神障碍的病态者，他们的行为基本上是不能完全自控的，而且对别人也没有造成生命威胁等重要的身体伤害或严重的物质损失。所以，他们是否要接受法律的严格制裁，往往引发各界争议。

性变态一般都是在青春发育期开始显露出来，而到老年期后，随着性功能的衰退而渐趋缓和、消失。但亦有老年期出现性变态者，原因目前仍不完全清楚，但并非单一因素造成，有可能是源于生物遗传因素、心理障碍、环境影响、社会文化等多方面的负面反应，其中最重要的是心理和环境因素。

不少性变态都可能是在偶然的情况下，通过脑部条件反射的机制而形成的。特别是家庭，也可能是产生性变态的温床，例如双亲的亲昵行为举止失当或性生活被儿童窥见，逐渐成熟的儿童与家长长期同床或同浴等也不妥当，其实这些对孩子的心理认知都是有害的，身为父母不得不慎。孩子若有任何偏差思想或行为出现，一定要及早面对、处理，以理性和智慧帮孩子疏导、消除，确保其健全的人格发展。

病态人格是一种人格病态的缺陷,但这种缺陷与精神疾病不同,即在没有认知障碍或智力障碍的情况下,表现出情绪反常和行为活动的异常,皆称为"人格障碍"。患者对环境有严重的不适应,对自己的家庭和社会来说,都是不被欢迎和接纳的。

常见的人格障碍倾向

人格障碍的患者,常给人思想突出、尖锐、偏颇或逃避的倾向,而且通常顽固不化、人际关系很差,甚至具有言语或行动上的攻击性与破坏性。

常见的人格障碍有以下三种类型。

①反社会型人格障碍

患者智力正常,甚至超常,但行为却让人觉得难以接受,蛮横不讲理,缺乏道德感和同情心,脾气暴躁,挫折容忍力极低,行为冲动,拒绝接受教训等。

②偏执型人格障碍

患者思想固执、敏感多疑、心胸狭隘,但自我感觉良好,所以不能接受任何批评,而且感情冲动、攻击性强,在服装、仪表、礼节方面也多半不愿意符合社会习俗。

③回避型人格障碍

患者行为自卑感强,对于有挑战性的事物往往采取逃避态度;受到批评指责后,很容易有挫败感,而且常常感到羞怯,恐惧社交活动,依赖性强。

坚持认为"我没有病"的病人

各种病态人格的处理,都是很棘手的问题,因为这些人格上的缺陷并不是吃些药或进行几次心理谈话就能解决的;何况病人本人一般都否认自己不正

070 问

怎样算是『病态人格』？人格有问题,是因为头脑有问题吗？

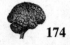

174

大脑,你在忙什么?

常,所以你要他去看医生或心理治疗师,他会有很大的反感。这种人好像是个怪人,到处都不受欢迎。

人格会受遗传的影响,可能与脑部生物化学介质有关,但具体机转目前尚待研究。另外,人格也会受环境的影响,从幼儿到家庭、学校、社会都可能有关,各种环境的文化和教养之间的互相作用也非常重要。

另外,有学说认为病态人格与星座、四根(多血质、黏液质、胆汁质、抑郁质)、五行有关。其中以星座的个性归类比较流行,还有一些测验量表、检测图等检测人格倾向的方法,但目前尚无一种公认的医学标准,仍以行为特征为观察和认定病症的指标。

这里所说的"上瘾"，是指人类对一些毒品或类似的物质，经若干次使用后，变得不能戒除，而必须持续服用的状态，和一般所说的对"打球"或"跳舞"上瘾完全不同。一般来说，边缘系统的报酬中心与额叶区有关（隔膜于吸毒后也会产生愉悦感觉），杏仁核跟情绪的产生当然更有关。

每一种毒品的作用方式都有一点不同，它们各自有独特的效果，也各有各的办法让大脑交出主控权，使人产生无法自主的依赖。

快乐丸（ecstasy）

快乐丸会刺激制造血清张力素的细胞，使前额叶活化，人就会产生非常快乐、飘飘欲仙的感觉。

这种效应很像抗抑郁的药效。但是，快乐丸会使细胞产生非常多的神经传导物质，效应远大于抗抑郁药，如果长期强迫细胞大量分泌神经传导物质，便会使细胞过劳而早夭，造成暂时性的退缩症状，严重时可能会陷入长期抑郁症的危险。

迷幻药（hallucinogenic drugs）

迷幻药，如摇头丸（LSD）和魔术草菇（magic mushroom），会刺激血清张力素的制造并模仿其效应，激发大脑的快乐反应区，加上这些毒品都会刺激颞叶，使头脑产生幻觉。如果产生的是恐怖的幻觉，那可能是因为刺激到杏仁核，那是大脑制造害怕感觉的地方。

可卡因（cocaine）

可卡因会阻挡多余大脑清除多余多巴胺的机制，尽可能多地增加多巴胺的

大脑，你在忙什么？

量。同时,可卡因也会阻挡去甲肾上腺素和血清张力素回收。这三种神经传导物质的增多,使人体产生很大的快感。

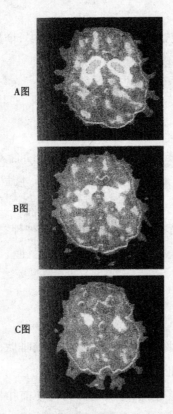

A图

B图

C图

可卡因为何会使人兴奋?

可卡因可阻止多巴胺之吸收,使血中的多巴胺增加,使之可以与脑中主管情绪的细胞结合,而造成"极乐感"。图中显示,随着可卡因的剂量加大,而被吸收的多巴胺越少。脑造影黑、白、灰分别代表高、中、低度吸收。

A图:对照组,使用安慰剂

B图:服用低剂量可卡因(0.1mg/kg)

C图:服用高剂量可卡因(0.6 mg/kg)

脑与疾病

安非他命（amphetamines）

安非他命会促进多巴胺和去甲肾上腺素分泌，增加一时的精力，但也可能产生焦虑和烦躁的副作用。

尼古丁（nicotine）

尼古丁会模仿多巴胺和细胞表面感受体的结合方式，来激发多巴胺神经元，主要的效应跟多巴胺大量涌出是一样的。不过，尼古丁很快就会使神经元去敏感化（desensitize），一旦去敏感化，尼古丁的效应也就不存在了。

尼古丁也会影响制造乙酰胆碱的神经元，这种神经传导物质与警觉性及增加记忆有关，若尼古丁过量，这些功能都会变得迟钝。

鸦片（opioids）

鸦片跟吗啡和海洛因一样，会与脑内啡肽、脑啡肽的感受体结合，这会启动大脑的报酬回路，而使多巴胺大量涌出。

这些药物之所以能够止痛，主要是因为可使前扣带回的激发降低，因为前扣带回（anterior cingulate gurus）负责集中注意力到内在的刺激上。鸦片所造成的退缩效应，与压力激素的快速上升有密切关系，压力激素会活化大脑制造"渴望"的地方。

酒精

酒精有使人兴奋、欣快、镇定（少量）和昏睡的作用，其镇定作用类似安眠药，主要会减少伽马丁胺酪酸（GABA，gamma amino butyric acid）神经元的活动。如果能阻挡这些神经细胞上的感受器与神经传导物质（如血清素、多巴胺等）结合，就会减少喝酒的快乐。所以，有人设想以此原理来戒酒。

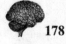

大脑，你在忙什么？

根据长期观察研究,酗酒或是其他毒品上瘾,都可能与基因遗传有关。酗酒者的孩子即使被收养,在正常家庭长大,他们比一般人变成酗酒者的概率也会高出4倍。酒精虽然不是违禁品,但酗酒对健康的伤害,以及造成社会上的损失是很大的,例如饮酒后驾驶,可说是车祸惨剧的元凶。

大麻

　　大麻含有大麻四氢酚,吸入会中毒,出现幻觉、妄想和类偏执狂,并有思维紊乱、自我意识障碍、双重人格等现象发生;长期吸入者会陷入呆滞、淡漠,判断力差,偶有攻击行为,最后呈精神衰退。

　　以上大部分毒品之所以会使人成瘾,主要是因为它们是会产生使人快乐的物质,抑制了身体内血清素等自然分泌的生成。故当停止使用这些毒品时,脑内血清素等物质的含量就变得太低了,遂容易产生毒瘾症状。另外,有研究认为,也可能还有其他的大脑机制造成了"成瘾"现象。

　　总之,上瘾容易,戒瘾难,千万不要轻易交出大脑主控权,任何伤害健康、有碍大脑、令人难以自拔的危险物品都别碰。

现在社会上，快乐的人少了，不快乐的人多了，抑郁的人也多了。于是，挂号看精神科的人多了，甚至想来点"快乐丸"的人也多了。

是药还是毒？禁品与药物竟然是同一种

吃了"快乐丸"就真的快乐了吗，会不会上瘾？它和"百忧解"是一样的药吗？

快乐丸的学名是亚甲双氧甲基安非他命（简称 MDMA），是在 1912 年合成出来的。因为亚甲双氧甲基安非他命（MDMA）能让人油然而生强烈的幸福、友善及欣快的感觉，所以曾经用于精神病的治疗。但是后来经研究分析，亚甲双氧甲基安非他命（MDMA）对人体是有害的，而且还会使人上瘾。所以，在当药物使用了几十年后，如今为避免滥用上瘾和社会问题，已被列为违禁药物。

亚甲双氧甲基安非他命（MDMA）的结构类似安非他命，虽然并不会杀死大脑神经元，但会压制回收血清张力素的神经末梢，时间长达好几个月，而且能让人上瘾。

"快乐丸"属于违禁药，"百忧解"是抑郁症的处方药，但是这两种药物对同一种目标都能发挥同样的效果。当血清张力素释出之后，会被附近的神经元回收，而快乐丸与百忧解都会阻断这种作用，让血清张力素的兴奋欣快效用继续发挥作用。

注：甲基安非他命，即冰毒。亚甲双氧甲基安非他命，又名"妄我""亚当""狂喜"，是毒品的一种。

假快乐为什么也会上瘾？

在服用快乐丸之后，效果很快就会出现，而且能持续好几个小时。百忧解

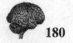

右侧竖排标题：吃『快乐丸』真的能『百忧解』吗？

则相反,需要重复服用几个星期之后,才会有效果。

至于为什么单一剂量的百忧解不能产生像快乐丸那样的效果,有可能是结构类似安非他命的快乐丸,可以阻断多巴胺的回收,导致类似服用可卡因及安非他命的效果;而百忧解结构不同,则无此效果。

快乐丸和百忧解是两种不同的药物,一个很快使人产生欣快感,但会上瘾,属违禁品;而百忧解是治疗抑郁症的药物,要几个星期才开始奏效。二者的药理作用虽有相同的地方,但毕竟是不同的药物,所以药理作用大致来说还是不一样。

快乐丸与百忧解的相同点与不同点

	快乐丸(MDMA)	百忧解(RGP)
相同点	作用于同一种目标,即阻断一种蛋白从突触将血清素移走,使血清素升高	作用于同一种目标,即阻断一种蛋白从突触将血清素移走,使血清素升高
不同点	1. 起效作用快 2. 效果很快出现 3. 使人油然产生强烈的幸福感,及友爱、友善的感觉 4. 用于夜总会、Party 5. 有可能上瘾 6. 属于毒品 7. 可阻止多巴胺吸收,类似可卡因及安非他命效果	1. 起效作用慢,约需数周 2. 效果出现很慢(数周) 3. 逐渐发生疗效,抑郁症状减轻 4. 处方药,主要用于治疗抑郁症 5. 不会上瘾 6. 不属于毒品 7. 不阻止多巴胺吸收,无可卡因及安非他命效果

一些有毒瘾的年轻人,一般都用快乐丸,尤其在派对上吃了快乐丸,很快就兴奋起来,乱唱乱跳,甚至滥交,这都是违法乱纪的。没有人会用百忧解,因为效果太慢了,兴奋的劲头也逊色多了。

无论哪一种药、哪一种毒,聪明的人都不会用这样的方式寻找快乐。服用"快乐丸"并无法获得真快乐,"百忧解"也无法解真愁。妄想欺骗大脑或主宰大脑的情绪,往往会落得脑功能与身体机能双双受损的后果,得不偿失。

脑与疾病

在美国大约有 150 万人罹患帕金森病,得病的知名人士也很多,包括拳王阿里、教宗保罗二世等。由于病因不明,而且与遗传似乎也无关,格外令人担心害怕。帕金森病(Parkingson's Disease)是一种慢性的中枢神经系统退化性失调,它会损害患者的肢体动作技能、语言能力以及其他多种思考与生活能力,其严重性不可忽视。

从颤抖到僵硬的运动功能退化

帕金森病一般在 50 岁以后发病,但也有较早就发病的病例。最初的症状是出现颤抖,而且愈去注意就愈抖;接下来做任何动作都愈来愈困难,全身肌肉会变得越来越僵硬,连面容都僵化得像戴着面具一样。

此病对脑部影响最明显的是黑质(因为氧化即成黑色),黑质是脑部的核心区,是基底核(包含苍白球和下丘脑)的神经元丛之一。它的主要功能是传送多巴胺,患者就是因为这些制造多巴胺的细胞逐渐死亡消失,无法正常指挥肌肉活动,进而产生各种活动障碍。

尾状核
皮核 } 线状体
苍白球
丘下核
丘脑
黑质
小脑核
中脑
脑桥
小脑

黑质、多巴胺与帕金森病

帕金森病的主因是黑质逐渐萎缩、细胞死亡减少,所以多巴胺的产量亦减少。适量的多巴胺对运动很重要,缺乏时会造成运动障碍。治疗时可给予左旋多巴,这种药物能透过血脑屏障,可减轻症状,但无法痊愈。

(引自尹在信教授讲义,有所修改)

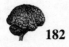

大脑,你在忙什么?

开颅手术与左旋多巴

过去曾流行以手术治疗此病，即"开颅"，将基底核心一部分烧掉，也称为"丘脑（或苍白球）切开术"，有时很有效，但大约只有不到50%的病人接受此手术，而且几年之后还是会复发。

现在普遍采用的是"左旋多巴"这种药物，具有抗颤抖的作用。可透过血脑屏障进入脑内，转变成多巴胺，解决了多巴胺缺乏的问题。但是剂量有时很难掌握，患者可能会出现不同的副作用，有时药量过大，会导致病人发生"精神冲动症"。随着药物使用得越来越久，药效就会变得越来越差，病人症状日趋加重，最后还是难逃死亡的命运。

美国前总统里根曾当众宣布自己罹患了无药可治的"阿尔茨海默病（Alzheimer disease）"，他的精神与勇气实在难能可贵。根据《新英格兰医学杂志》（The Naw England Journal of Medicine）报导，本病在症状出现的 25 年前，其实早已开始在脑内酝酿了。

潜伏 25 年的脑细胞杀手

华盛顿大学的研究者以 129 位病患为对象，发现最早出现的征兆可追溯到 25 年前之久，脑脊液类淀粉蛋白开始下滑是先兆；15 年前脑扫描可见乙型淀粉样蛋白，大脑缩小，脊液中"陶"脑蛋白增加；发病 10 年前，大脑无法正常运用葡萄糖，且记忆力开始明显地衰退。

令人期待的两种新药已出炉，包括本病疫苗及实验性阿尔茨海默氏症单抗药物（solanezumab）已做 Ⅲ 期临床试验。另外，科学家正努力开发能抗乙型淀粉样蛋白或模仿基因突变的药物。

漫长的病症历程与防范对策

阿尔茨海默病又名"老年痴呆"或"脑退化症"。我们在最后一章也会用很大的篇幅详细介绍这个疾病，重点是它的影响性及预防方法。在本题中，我们像介绍帕金森病一样，先做一个全面性的介绍。

首先，由于这个病症的发病率日渐增加，对广大的老年人口造成严重威胁。所以，美国在 1912 年正式宣布一项为期十五年的防治国家计划，由政府及各界投资基金会出资 8 000 万美金作为研究费、10 500 万作为防治费、4 亿 2 千万改善公共卫生、4 百万的教育费等，足见对此病的重视程度。

阿尔茨海默病初期症状并不明显，以老年人健忘开始，发病时会迷路、走失、退缩、猜忌，最后生活完全不能自理，病程为 5～15 年。

本病病因不明,与染色体异常有关,也常与中风合并发生,和脑部受伤历史可能也有关联。氧游离基和钙离子的流入细胞,会加速神经细胞破坏患者的脑部,尤其前额和颞叶会明显萎缩,脑室扩大。许多细胞成块状分散在各部,是因为一种淀粉样蛋白的沉积所致。

　　到目前为止,还没有确实有把握的治疗方法。预防方面主张尽量做适度体能运动,尽量多做心智活动,多学习、多表达、多书写,维持脑细胞活络。从小就要有"护脑"的风险意识,尽可能避免头部受伤。

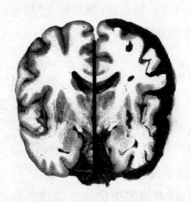

严重的阿尔茨海默病患者的脑萎缩状态

严重患者的大脑可以出现显著的萎缩,图片显示大脑两半球对比之切片,左侧大致正常,右侧为晚期患者,明显萎缩。

脑与疾病

神经官能症属于较轻度的精神障碍，主要是由精神因素造成，也称为"神经症"。大多数患者可以面对生活中的现实问题，但往往处于痛苦的主观体验中，并且很难被其他大多数人察觉和理解。

神经官能症与神经衰弱

神经官能症与常听到的精神衰弱，都是属于"神经症"的一种，细分有以下六种类型和症状。

①抑郁症

抑郁症是一种长期情绪低落的神经症。患者对任何事情都丧失主动性和兴趣，经常失眠，易感疲劳，食欲不振，严重时甚至会有自杀倾向，必须特别防范。

②焦虑症

焦虑症是由突发性或长期性的情绪焦虑、紧张引发的一种神经官能症。严重时，患者的焦虑情绪会变成自发产生，给人一种杞人忧天、紧张兮兮的感觉，其实与生活中的情形无直接关系。

③恐惧症

患者对某些事物或情境会产生强烈的恐惧感，但这种恐惧并不是由情境或事物本身所引起的。患者本人也了解自身的恐惧不合常理，但无法积极面对这个问题，并且会竭力躲避引起恐惧的事物或情境等。

④强迫症

患者会有某种不能自制的观念、意向或行为的存在。例如有人在锁抽屉之后，必须再拉动 20 下，确定拉不开了，才相信自己真的锁好了。如果当他拉到 19 下，突然有人跟他说话而中断了，他就会再重头来，再拉动抽屉 20 下。患者可以意识到强迫感并非必需，但就是难以摆脱。

⑤虑病症

患者会迷信自己患了某种疾病，因而到处求医，痛苦万分，迫切要求医生给予治疗、开药，却不听取医生的合理解释。

⑥神经衰弱

神经衰弱是神经官能症的一种，而且是最轻微、最普通的一种。患者的症状有憔悴、情绪低落、抑郁、焦虑，一般都伴有睡眠障碍，而且记忆力减退，并常有心悸、胸闷、频尿、月经失调等症状。患者常处于无助感的状态，很容易被他人的言行举止影响，或与他人发生争吵。

神经衰弱患者也可能有抑郁和焦虑症状，但是程度比抑郁症和焦虑症轻。抑郁症患者的主要症状之一是有自杀倾向，这是特别需要注意和防范的；而焦虑症患者的焦虑情绪是自发产生的，与生活中的事物无直接关系。

压力与免疫系统之间的"疗愈密码"

神经官能症（包括神经衰弱）都属于所谓的"心病"，查不出脑神经有任何实质的障碍或病因，所以没有所谓的特效药可以医治。

关于"心病"治疗，最近风靡一种叫作"疗愈密码"的方法，方法简便，且据说效果非常好。最近看到国内已有翻译本，在此也做简要的介绍。

"疗愈密码"的根本理论有三。

①地球上有某个东西几乎能疗愈任何疾病，即人体的"免疫系统"

②地球上有某个东西会关闭第一种东西，就是"压力"

③地球上有某个东西能再次启动第一样东西，即"医疗密码"，它能解决各种病痛，以及心理疾病与情绪问题

这种疗法很简便，可净化意念，注意力只放在鼻梁、喉结、下额及太阳穴 4 个关键部位。首先要自己评分，将一些困扰的事项列表，依困扰程度计 0～10 分，10 分表示最痛苦。

其次是祈祷，例如我祈祷上天，请打开并疗愈我所有的问题和病痛，希望这次的疗愈更神奇有效。除了配合此法特有的手势和姿势，更重要的是把注意力集中在操作和正面事物上。如此将身心意凝神贯注，反复数回，即有重整身心

的疗愈作用,有兴趣者可深入了解此操作的详细步骤。"压力"是万病之根,这种疗法主要就是能释放压力,所以几乎对各种疾病都有效。我们院所也准备开展这种疗法,在治疗前及治疗三次后,用微核磁共振检查原来异常的脑波是否恢复正常。至于严重的精神疾病,此疗法尚未有明确的后果,要等到对神经衰弱治疗成功后再做后续研究。

耳鸣常给老年人的生活造成极大困扰,虽然年轻人偶尔也会有耳鸣现象,但一般不会持续太久。老年人则不然,耳鸣会经常地出现,且持续很长时间,甚至终身为此困扰,尤其是耳朵整天嗡嗡作响,声音可大可小,有时越来越响,无论白天夜里都响,令人坐立不安,思维和身体健康都会受到影响。

慢性耳鸣难治愈

耳鸣症状超过三个月以上,就属"慢性耳鸣",治疗起来就比较棘手,多只能减轻或改善症状,治愈机会比较低。耳鸣不仅会影响心情,听人讲话时也很困扰,造成沟通不良的问题。白天影响工作,晚上影响睡眠,日子久了,连身心都变得耗弱。

耳鸣可能是单耳或双耳,可能是耳朵的问题,也可能是神经性的问题,后者又可能是内耳、听神经或脑部出了状况。

血液循环攸关听觉神经

内耳虽属耳朵,但如果是神经问题,则常和脑子问题一样,多与血液循环不良有关。患者常合并高血压、糖尿病、动脉硬化。此外,病人的听力也常逐渐减退。

耳鸣患者可以看耳鼻喉科,也可以看神经内科,但如有高血压、糖尿病,必须先把这些病情控制好。至于改善血液循环,有人认为德国银杏叶治剂的效果不错,对抑制血小板凝结、预防血栓及抑制血管收缩、改变血球弹性与微血管通透性,都具有利作用。

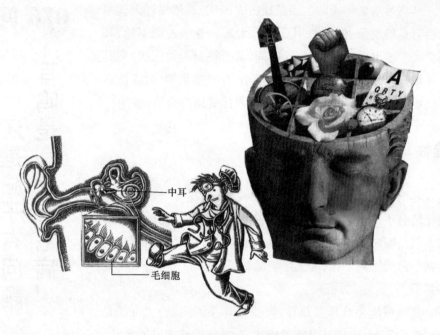

中耳

毛细胞

什么是引发耳鸣的原因？该看哪一科？

耳鸣，可能是耳朵的问题，也可能是神经性问题，后者又可能是内耳、听神经或脑部出了状况。有耳鸣的问题，病人可以看耳鼻喉科，也可以看神经内科，但如有高血压、糖尿病，必须先把这些病情控制好才行。

大脑，你在忙什么？

现今已进入医学高科技化的时代,但精神病却还是非常棘手的疾病。精神病的成因复杂,病患的行为模式、发作时间和各种冲动强度都非常难以捉摸,治疗方式也非常困难,相关的医疗多半是以"抑制"为主。

电击疗法对精神病有效吗?

胰岛素休克疗法

早期的精神病治疗,采用所谓"胰岛素休克疗法",就是给予病患注射胰岛素,使其血糖降低而发生昏迷。大约半小时光景,注入葡萄糖,使之清醒。病人昏迷期间,可以和病人交谈一些与发病有关的秘密,或病患对别人无中生有的疑点,病人虽然昏迷,但仍可作答,令人惊奇。

据说这种疗法对有些精神分裂、严重抑郁症患者可以奏效。但笔者经历数位病患的施用并未奏效,而且因当时胰岛素很昂贵,花费可观,所以这种疗法后来逐渐式微。

电击休克疗法

大约从1945年开始,"电击休克疗法"开始逐步开展起来,取代了胰岛素休克疗法,电击当时对精神病人来说,几乎是唯一的"治病武器"。

所谓"电击疗法",又名"电休克疗法",是用一种有把手的双极电器(110伏),先在病人两颞叶部电击一下,患者会立即喊叫一声,然后全身僵直、接着全身痉挛抽搐、口吐白沫或不自主排尿。患者意识丧失,但随之恢复,全身疲倦地呼呼大睡。

为了防止病人在抽搐、痉挛时咬伤舌头,必须事先在口内放入缠有纱布的压舌板或马蹄形胶垫并固定。患者只要没有严重的全身疾病,一般都可以使用此法。

虽然电击疗法的机理不明,但一般效果尚可,所以这种方法使用了二三十的历史,后来因为精神病药物的出现,电击休克疗法又开始式微并逐渐退出舞台。现在除了对药物无效的病人才会考虑试用此法,一般来说医院已很少使用这种疗法了。

根据统计调查,台湾约有十八万名精神病患,但实际上包括隐藏未就医的人群,必定超过这个统计数字。由于这些患者对家庭和社会都会形成严重的危险性,生活也往往无法自理,因此有"强制就医"的医疗规范。

强制治疗的管理方式

精神病患强制就医的方式,主要为"强制住院治疗",但因为医疗资源有限,所以仅有病情严重者才强制住院。其他多数精神病患即使申请住院,也会被驳回,因此不得不留在家庭中。许多人还误以为自己病状轻微,因此欠缺"病识感"。大约有一半的患者甚至不再定期回诊,也不再服药,造成精神病疗效不佳,病情反复发作,在社会中继续活动势必产生诸多问题。

为了改变这种情况,卫生部门推动补充方案,即所谓"强制社区治疗"。计划在精神病患经过急性期的治疗后,经审查评估通过,安排住进各县市地区的康复中心做长期治疗,或是回到家中配合定期回诊,并有管理师到家中做生活评估。对于脱逃或不配合的病患,将由警方介入,以期做到更全面性的管理和医治精神病患。

"性兴奋灶"强制治疗也难根治

性侵害犯也是精神病的一种,多以触犯妨害性自主罪判刑或入狱,人数有逐年升高的趋势。然而有许多人并未纳入强制住院医疗的管理,入狱服刑者若在狱中表现良好,也可能随时假释出狱,因此屡犯案件不断,对女性和孩童造成极大的人身威胁。

精神有问题的性侵罪犯,其脑中的"兴奋灶"异常其实是很难根治的。因此常是惯犯,有的人假释没有多久即又犯案入狱。

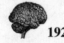

不久前,有一个犯人才假释不久,又强奸了一位中年女子而被捕归案。这位中年妇女因赴约与男友见面,装扮入时,穿裙装、黑丝袜、高跟鞋,而这位犯人已多次性侵穿黑丝袜高跟鞋之妇女。据该犯人自己供称,他一见到穿黑丝袜高跟鞋之女人,性欲就不可控制。这种人就必须特殊管理,假释期只能在特定区域活动,以防再犯,这种管理方式就是所谓的"强制治疗区"。

　　这种病人脑中对"黑丝袜、高跟鞋"有一特殊兴奋灶,平常看似没有异状,但一遇到穿黑丝袜、高跟鞋之女郎,该兴奋灶立即高度活动,于是丘脑活跃,不择手段泄精而后快。

　　台湾性侵犯强制治疗中心拟设于台中监狱外,引起市民强烈不满。因为就像兴建焚化炉一样,都会产生避邻效应,造成附近居民人心惶惶。

　　据林明洁教授研究,台湾每年至少有 10 名性侵犯应该要接受刑后强制治疗。如不设专区,岂非纵虎归山、放回社会? 这种病人极难治愈,需要特别管理并加以特别辅导、教导及训练自我控制的能力。强制治疗专区的管理等同于监狱,实际上不易逃脱,如果大众可以对此有正确认知,有关单位在区位选择上也多顾及民众的情绪,将可以更顺利地使患者得到安置和积极治疗。

脑与疾病

脑部肿瘤分为良性肿瘤及恶性肿瘤。良性肿瘤不会扩散至身体其他部位,但和恶性肿瘤一样,所有脑肿瘤都会直接影响脑神经及增加颅骨内的压力,造成各种难以预料的功能异常或障碍。

脑部长瘤,人格与性情也会受迫害

有一个男人40多岁,有正当工作,工作努力,家庭生活不错。家里除了他和妻子,还有一个很乖巧的继女,一家平平安安,其乐融融。

近来,这位先生和以前不一样,搜集许多春宫黄色照片,还喜欢和不认识的女人搭讪,对漂亮的女人还会毛手毛脚。而且突然爆出一件意想不到的事情,他性侵了他的继女,这下事态严重了。

法官审问他时,他坦承性侵继女,并且说他控制不住自己的行为,如觊觎女人等,他还说最近头痛得很厉害。

法官准许他到医院检查,颅脑X光片显示他的额叶长了一个不小的肿瘤,压迫了前额叶。于是真相大白,他的一系列与以前不一样的行为,与肿瘤压迫前额叶有密切关系。

现在问题来了,一个人犯罪如果是因为疾病所致,则应减其刑责;但是也有人反对,认为这些罪责都是患者脑子命令他做的,脑子长在他头壳里,所以他当然还是要负责……如果你是法官,你怎么判?!

颅内肿瘤的形成原因

颅内肿瘤是神经系统中常见的疾病之一,一般可分为原发性和继发性两大类。"原发性脑肿瘤"多发生于脑组织、脑膜、颅神经、垂体、血管残余胚胎组织等;"继发性脑肿瘤"则是身体其他部位的恶性肿瘤转移至脑部形成的转移瘤。

脑肿瘤会侵害神经系统,造成人体多方面的症状,包括剧烈头痛、严重呕吐、肌肉衰弱无力、动作失调无法自控、性格突然转变、精神日渐衰弱、失去平衡力或丧失部分视力等。在症状尚未显现之前，脑肿瘤很难被察觉，同时也难以预防。一旦发现，往往情况已属严重，多施行外科手术切除，恶性者手术后再以放射疗法和化学疗法作为辅助治疗。

脑与疾病

在神经传导的过程中,神经传导物质发挥非常大的作用。不同的神经细胞会分泌不同的神经传导物质,有些传导物质是兴奋性的,能促进细胞的传导;有些则会抑制神经细胞的活动。到目前为止,已经发现的神经传导物质多达数百种之多,但是最重要的是以下几种。

①5-羟色胺(Serotonin)及多巴胺(Dopamine)

此神经传导物质对心情的开朗或焦虑影响很大。以5-羟色胺为例,当其增多时,会使人感到乐观、欣快、少抑郁;反之,如果5-羟色胺不足,则患者会感到心情郁闷,尤其是阴天更明显,患者对许多事情,即使不是很重要的事,也会感到忧虑不堪。

当然,这两种物质还有其他方面的作用,如影响睡眠、食欲等。5-羟色胺能透过"百忧解(Prozac)"等药物强化,所以用来治疗抑郁症有不错的效果。

②乙酰胆碱(Acetylcholine,缩写形式为ACh)

人体自律神经系统的中间神经节、交感神经和副交感神经的两种神经传导物质,都是乙酰胆碱。但是到了神经末梢,交感神经和副交感神经就分道扬镳、背道而驰了。

交感神经的末梢分泌肾上腺素,副交感神经的末梢则分泌乙酰胆碱。而迷走神经是最大的副交感神经,主要负责胃肠道的运动和分泌,当乙酰胆碱分泌增加时,胃肠道蠕动增强、分泌增加,严重时病人会感到明显腹痛、腹泻,甚至呕吐,此时可给予"阿托品",症状可很快消失。

③去甲肾上腺素(Noradrenaline)

去甲肾上腺素主要是兴奋性的化学物质,可引起生理性和心理性的警觉提高(如心跳加速、血压升高等),并且可使情绪高昂。此腺素主要由大脑中的蓝核(locus coeruleus)分泌,蓝核是大脑皮质的快乐中心之一。如前述"快乐中心"其实并非单一区块,蓝核只是快乐中心的其中一部分反应区。

④谷氨酸(Glutamate)

谷氨酸是记忆之宝,是大脑最主要的兴奋性神经传导物质。在负责学习长期记忆的神经活动中,谷氨酸起到关键作用。

⑤脑内啡肽(Endorphins)

这是大脑所分泌的吗啡,可以减轻痛苦和压力,使人产生飘飘欲仙的欣快感。有人认为针灸的镇痛作用,与刺激脑内啡肽的产生有关。

⑥催产素(Oxytocin)

催产素可以帮助促进亲人间的温暖互信,性高潮时会大量产生,使女人感到倍受宠爱、如梦似幻、如痴似醉,性欲难以自控,只想不顾一切地企图尽情发泄,达到性欲高潮。

我认为，多数神经疾病或精神病患者其实是能够被治好或被控制的。这里所说的不只是真正的精神病患，还包括神经官能症患者。不过因为病情很容易复发，所以基本上应该避免使其遭受精神刺激、过劳等。

手术深部刺激疗法

现在对于神经精神病的药物研究已不断取得新进展，无论抑郁症或是精神分裂症等，皆有方法可以抑制或改善。至于帕金森病及重症抑郁症，也有人在研究"手术深部刺激疗法"。

这种对帕金森病呈有效反应的深部刺激治疗，当初被研究出来纯属偶然。1986 年，一名法国神经外科医生在做下丘脑切除术时，发现带电的探针刺激某一个位置竟可使病患清醒，于是便将整套电极拉入体内，三不五时电一下，不料效果惊人。

现已有数万病人只需补充少量多巴胺，有些甚至根本不用，解决了多巴胺越用越多而难以收拾的问题。

电击刺激原理的多元应用

另一个发现也是出于偶然，有医生在为帕金森病患者手术时发现新契机。一名接受手术的病人，当脑内某点受到刺激时，突然变得非常抑郁，边哭边说："我对生命厌透了……"。但是，谁也没有料到，当刺激于 1 分钟结束后，病人的抑郁症也跟着不见了。

但有一个例子有些不同，病人原本经常感到无比兴奋，甚至性欲高涨，结果深层手术后也好了。

总之，我们现在对于脑内很多地方的所知有限，未来还会有许多新方法问世，例如对严重的强迫症和抑郁症都可以通过"深层手术"治疗，深部刺激对治愈妥瑞氏病（Tourette，抽搐综合征）、癫痫等也很管用；目前治疗重症抑郁症的最有效方法竟是"电击痉挛法"；"刺激迷走神经疗法"对重症抑郁症也很有效。

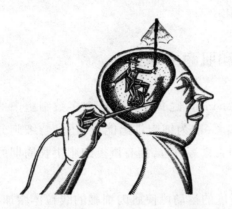

部分精神疾病透过深层手术，获得卓越疗效
现在对于神经精神病的药物研究不断取得新进展，
无论抑郁症或是精神分裂症等，皆有方法可以抑制
或改善。最近有研究报告显示，严重的强迫症和抑
郁症都可以通过"深层手术"来治疗。

美国的科学家们做了精心的试验研究,他们过去把重点放在运动是否能促进新生脑细胞,而现在是把重点放在观察脑细胞内部有何变化。

运动使脑代谢和肌耐力增强

线粒体(mitochondrion)是一种存在于大多数细胞中的物质,由两层膜包裹着,能为细胞供给能量,还参与细胞分化、信息传递和细胞凋亡等过程,拥有调控细胞生长周期的能力。

研究已证实,适度的运动可使肌肉细胞的线粒体增加,线粒体之增加对身体来说如虎添翼,使细胞的活力大增,自然也使运动的耐力大大增强。根据脑部扫描,运动确实可使脑之代谢增加,但不能确定这些脑细胞是功能改善,还是以旧换新。

以老鼠进行的实验分为两组,一组的运动是踏车,另一组无运动,其他条件相同。两个月后,运动组耐力大增,可跑126分钟;而对照组只能跑74分钟。进一步检查发现,运动组脑细胞中的线粒体不但代谢能力改善,而且还有新的线粒体出现。

线粒体增加有助对抗脑疾

脑细胞线粒体的多寡有很重要的意义,有些很重大的脑部疾病,如阿尔茨海默病、帕金森病,都会出现脑细胞线粒体减少的现象。线粒体是否正常可作为脑部健康指标,正常的指数对某些致病因素往往能够发挥缓冲作用。

简言之,相关实验中虽未见到新生脑细胞增加,但是发现了新的线粒体出现,这已经是很重要的发现。因为新生的线粒体可以增加脑细胞的活性,脑细胞活力和人的寿命延长有关,又可使肌肉增强,产生了积极的良性循环。

所以,最近、最新的研究都主张老人要多活动,多做力所能及的运动,每天至少运动半小时。我觉得每天可散步或进行简单的脚踏车运动 30 分钟,不要间断,肯定对脑细胞有好处。希望每个人不但自己养成运动习惯,至少再带动身边一、两个人一起做,这样几年下来,帕金森病和阿尔茨海默病的患者都会明显减少。

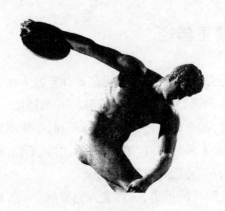

运动能强化大脑

运动不但使人健康、肌肉发达、体态优美,而且也证实运动能强化大脑功能。请看这掷铁饼的健儿是多么英姿飒爽、健美匀称,实在令人称羡。

在讲到预防"老年痴呆症"时，我们曾特别强调应该鼓励老人进行智力活动，如下棋、打麻将、邀友聊天、写文章、打电脑等。其实很早就发现打麻将是一种很好的脑力活动，可以延迟或避免"老年痴呆症"的发病。

社交休闲使脑龄更年轻

麻将在中国已经有较久的历史，据说是浙江宁波人在船上空闲时的一种普遍消遣，它的缺点一是容易有赌博性，二是有人打的时间过长，甚至通宵，久坐对身体不利，不休不眠更是不好。所以，后来大家时兴打"卫生麻将"，时间不长，输赢很小，边打边聊天，对"连缀思维"颇有好处。

但曾有一则令人困扰的报道，一群老人们打牌，一台10元，算不得是什么赌博。但警察却持搜索书，郑重其事地将老人们逮捕，依刑法赌博罪移送地检署法办，并处以罚金六千元。几个阿公、阿婆打卫生麻将，全被抓进派出所，晚年留下污点，真是令人诧异的事！

这个歌谣班成立了20多年，成员大多超过60岁，从原乡北上打拼，平常一起传唱歌谣来凝聚感情，空闲时打打麻将、聊聊天，这也是很正常的事。警方这种"拿大炮打小鸟"的做法，被批评根本是扰民。

警察依法办案的立场，应该兼顾情、理、法。虽然是担心老人沉迷赌博，把养老积蓄给输光了，但是对于以休闲为主的活动，若是真的涉及金钱问题，应该还是可以判断出究竟是恶性赌博，还是纯娱乐的奖金，不至于连民众参与社交活动的权利都给剥夺了。

正确的益智活动才能锻炼脑部

益智活动，顾名思义就是对头脑有帮助的活动或游戏。这类活动过去都用在开发儿童的脑力，其实对成人和老年人来说，益智活动同样是锻炼大脑的好方法,而且通常富含乐趣。

人类脑前部的前额叶皮质区特别发达,此区主要处理创造、记忆、沟通、自制力等活动,可说是脑中的"司令部"。随着年纪的增长,脑力会逐渐衰退,但是下滑的速度是可以通过锻炼来减缓的。

根据有关研究结果显示,"朗读"或"计算"等活动对脑部运作的活化具有良效,尤其是快速地解答简单的计算问题和快速朗读文章,持续一段时间每日固定练习,就可以成功改善前额叶皮质区的机能,包括记忆力的提高和沟通能力的增强。对于学习障碍、老年脑退化、痴呆症等的预防和治疗,都是有所助益的好方法。

现在社会上有许多社团活动,有儿童、青年人、中年人的,也有老人的。人是社会动物,参加一些社会活动,对于人际沟通、交友、活跃生活、丰富生活是很有必要的。

拦截大脑初老,老顽童越玩越长寿

尤其对退休后没什么事情可做的老年人,在身体条件允许的情况下,参加一些喜欢的社团活动,对于老人痴呆的预防是很有必要的。大家若能打开心扉,快乐的唱歌、跳舞、下棋……在心境上返老还童,在体能上活动筋骨,也就能把大脑的青春夺回来。

现在科学家也认为,各年龄层的人士多参加团体活动,多讲话、多互动,对大脑都是有益的。同时,光是多讲话就是一种思维活动,经常活络思维,对大脑细胞来说就是锻炼,是保护脑细胞、防止过早退化的简便方法之一。

群居比独居更能保持青春

科学家们发现,猴子经常在一起,而且经常有理毛等动作,就是一种交流。而且,群居的猴子比起单独生活的猴子,头脑退化的情况要延迟很多。

参加一些社团活动,也可以得到一些保健、理财等新知,意见不同时能共同探讨,促进思考、判断。所以建议大家可以试一试,不用一下参加太多,经过选择后先加入一个社团,不满意还可以更换。我相信大家若能这样过日子,一定会感觉获益良多、精力充沛。

各行各业都有"银发铁人""不老骑士",老当益壮不仅指身体,头脑更是各种能力、才华与快乐的主控处。83 岁高龄的著名歌唱家仍然可以公演歌唱,一百多岁的人每日下田,牙齿还能啃甘蔗……许多实际的例证也不由得你不信:人的潜力无穷,老而弥坚,一点也不用怀疑!

084 问

老人参加社团活动有好处吗?

目前,对精神病的治疗可以说是药物疗法的天下,至于心理咨询治疗方法,一是精神病医师要看那么多病患,每次诊治一个病人总共只有 3～5 分钟,怎么可能进行比较深入的心理谈话呢? 另一个问题是,长久以来,心理学界传承的主流为弗氏理论,事实上,许多专家和医师对于以弗洛伊德理论为基础的心理治疗,本身都打上一个大问号,又有什么立场和信心能好好辅导精神病患呢?

"性"非精神病的唯一根源

弗洛伊德认为一切都以"性"为根本,都是"性"的信号,连做梦梦到森林、山谷,都与生殖器等有关。许多病都是"性"受压抑的结果,尤其是从小就受到父辈的性侵所致。经医师一再启发、强化,患者也会不禁怀疑自己似乎如此……越说越好像是这么回事。

谎话说上一千遍就变成真理。于是"真相大白",父亲是禽兽不如的罪魁祸首,有些人于愤恨羞愧之下,投环自尽,闹得家破人亡。美国即揭发一件因心理治疗不当的屈死案件,最后判心理师刑责。弗氏的理论需要再验证,不适用于全部精神病患的情况。

心理治疗应个案理解与辅导

许多精神科医师常在病患看诊记录上选"心理谈话"一项,健保局的人员也不深入想一想,门诊时间只有 3～5 分钟,如何进行心理谈话? 这样还能照样收费? 监督工作不确实的医疗体系中,心理咨询与治疗品质必然低落,病患难以疗愈,有些甚至小病成大病。

真正确实的心理治疗,其实是很有意义的。耐心地对病人进行讲解、劝说,是很有用的辅助疗法。只是分析与辅导的理论必须慎重检视,如前述医界目前仍以弗洛依德学说为主,不知是否也因此误导许多病人,没"搔到病人痒处",没捉到问题关键。

　　希望健保局和有关单位能亲自来听听现在心理医师与病患谈话的内容，再决定经费的标准。而心理咨询师们除应用弗氏理论外，应该更务实地针对病患个案，给予切实的情绪安抚和个性化的开导，这才真正是在疏通压力、调节精神、改善认知，而非"公式化的洗脑"。

大脑，你在忙什么？

"自闭症"主要发生在儿童身上,这种儿童的智商不一定低,有人甚至超过一般儿童的智力,但是处理人际关系的能力非常差。

自闭症患者有一些共同的特征,如思想固执、兴趣特殊,不愿意和其他儿童在一起,只愿独处;想要什么东西或做什么事情,就立刻要办到,完全不管也不懂别人心目中怎么想;对自己有兴趣的话题,常会说个没完;或直指别人的错误,而不顾别人的感受。所以,这种孩童很不容易被大家接受。

这种症状又被称作"亚斯伯格症",但是好的一面是,此类孩童往往在某方面有着比一般孩子更高的天赋。

与外在失去联系的额叶

据研究,自闭症患者不懂别人在想什么,可能和"镜像神经元"的活动减少有关。用功能性核磁共振成像(fMRI)扫描患者的大脑时,发现其额叶区处理情绪的地方活化度很低(亮度很低),症状越严重的人,镜像神经元的活化也就越低。

成人"自闭症"者与镜像神经元有关的皮质联结区也比正常人薄许多。刚才说的前额叶亮起来的区域,平常与大脑许多地方都有联结,尤其要读出故事或文章"字里行间"或背后的意义,自闭症患者的表现就明显很差,原因是这些患者的额叶区域几乎没有启动。

这类患者与正常人不一样的地方,还包括他们的前额叶中间部位没有亮,亮的是下面一点的地方,是一般处理认知能力的地方。这表示自闭症患者在解读别人心中的想法时,同样是有困难的,而且他们了解别人的肢体语言和面部表情的能力也非常差。

感知异常与动作协同失调

自闭症患者不懂所谓人与人"眼睛的语言",换句中国通俗的说法就是"一

脑与疾病

点'眼色'都没有"。此类患者人数并不少,且根据统计几乎都是男性,每300人中就至少有一个,但症状有时不容易被诊断出来,因为他们的智力足以进行弥补和遮掩,唯有在社交方面会出现明显而难隐藏的失败。自闭症的患者也比较不懂笑话和幽默,常使家人和朋友感到沟通不易,并且有种难以分享心情、有苦难言的遗憾。

自闭症或亚斯伯格症是大脑功能的先天问题,并不是家长教育不当。患者除了处理不好人际关系外,还常出现下面两个问题。

①感官知觉异常

对外界温度、光源、触觉、味觉等刺激常显得过度敏感。例如在排队时常推挤前后的人,因为怕同学靠他太近会不舒服。

②动作协同失调

动作不灵活、平衡感差、不太会接球或传球、字迹也不工整。

负面表现时宜细聆听、慢处理

对于自闭症或亚斯伯格症患者在校出现"状况"时,其他人宜本着大家"和平共处"的原则,老师则可以采用以下几个原则进行处理。

①启发式说理引导

当他当众抱怨、批评别人时,不要马上严厉纠正,可以通过其他间接话题或故事启发、说理,让他逐渐调整自己的想法。

②充分的情绪缓冲

当他无法接受突然的变化和挫败时,不要急着要求他立即消除负面情绪,给他较多的时间冷静。

③给予表述机会

当他让别人感到不舒服时,试着了解事情发生的原委和他的反应。

总之,身为家长和老师,要尽量看到这些孩子的优点,体会到他们也有可爱的地方,像是他们一般都不会要心机,只是他们简单而无修饰的表达方式,不容易被人所接受罢了。我们应肯定其所长,如超强记忆力、数学能力通常是他们的优异之处,多表扬、少批评,和他们"约法三章",尽量维持友好的关系,就能帮助他们顺利地适应学校和社会的生活。

失忆一般由年迈、外伤、脑出血、精神病等引起，另外还有所谓老年退化性失忆，将在另题专门讨论。外伤性失忆常于受伤清醒后立即出现，分为"后退性失忆"和"前进行失忆"，也可能合并发生。

前进行失忆与后退性失忆

"后退性失忆"是对以前的事完全忘记，但也有的是对以前某一段时间的事完全忘记。例如有一个病人从马车上跌下来，头部受伤，他一忘十年，但十年以前的记忆却仍保留着，原本记得的事他都还记得。后来经过修养和复健，才又逐渐想起近十年中的事。

"前进性失忆"则是无法建立新生的记忆，其失忆的机制目前还不太清楚，可以简单理解成有关的神经元受伤，使已经建立起来的联系发生了问题。但像忘掉中间一段则比较费解，可能神经元之间的联系是有"时间密码"的，否则为什么回忆一件事，会大概记得是哪年哪月发生的。

记忆的历程与时效

前面提到长、短记忆问题，其实还有一种非常短的、只有几秒钟的"即时记忆"，和放电影的原理有关，只是瞬间而过，像档案暂存后又删除，没有太大的意义。

由记忆的短暂和长效性来看，人的记忆历程可以分为三个阶段：感官记忆（VSTM）→短期记忆（STM）→长期记忆（LTM）。当有刺激进入感官记忆之后，通常只会维持2～3秒的记忆时间；如果你对此刺激加以注意，那么这个刺激将会进入"短期记忆"，就是感觉中的"当下、此刻"；而真正有效、日后会被想起来的记忆，是被储存于"长期记忆"当中的信息。

其实，脑子里和记忆有关的部分，绝不仅是皮层和海马回。记忆与脑部的

脑与疾病

壳核、尾状核、颞叶,甚至小脑等均有关系,而且其联结线路非常复杂,以至于任何脑部的受伤或肿瘤形成,都很容易影响到记忆的功能。

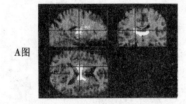

A图

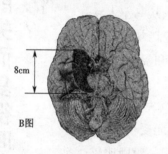

8cm

B图

失忆患者的大脑造影

图 A 为失忆患者的大脑造影,图像显示丘脑附近血流减少。

图 B 为某患者,切除部分大脑包括海马回在内,使得前进行记忆完全丧失,每件事在脑海中只能暂存几分钟;后退性记忆则能记得手术前两三年的事。

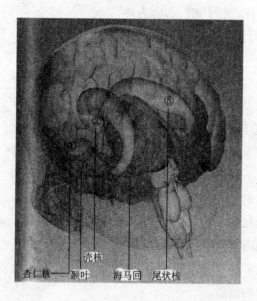

杏仁核——颞叶　　壳核　海马回　尾状核

和记忆有关的大脑各部

人类的记忆系统包含了许多不同的大脑区域。

颞叶:长期记忆永久储存在这里。

壳核:程序记忆储存在这里,例如:做菜。

海马回:记录和撷记忆,尤其是个人记忆和空间记忆。

杏仁核:潜意识的创伤记忆,可能储存在这里。

尾状核:许多人类本能(记录在基因上的记忆)源于此处。

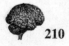

大脑,你在忙什么?

根据研究统计,台湾失智人口迅速增长,增长速度已超越全球平均值的 2 倍。其实老年失智的问题,并不是不可预防的,只是过去没有积极防治,才造成这样可怕的现象。所以在这里我要大声疾呼:政府、有关机关单位、各民间团体应立即正视这一个严重的问题,立即行动起来,积极开展预防失智的工作,时不可待,刻不容缓。

医学失智,也会导致全民失智

台湾失智人口成长速度惊人,增加速度几乎超越全球各国家和地区。针对相关研究数据,在此特别加以说明。

台湾失智症协会秘书长汤丽玉表示,去年台湾失智总人口预估已超过十九万人。值得注意的是,世界各国失智人口平均每 20 年才会增加一倍,但台湾的增幅却高达 2.1 ~ 2.2 倍,这是很大的警讯。

台湾失智症协会也公布最新失智人口预估,到了 2046 年,台湾失智人口将突破 62 万人,2056 年将逾 72 万人,等于届时每 100 人就有 4 名失智者,对家庭生活影响将与日俱增。由于罹患失智症概率会随年龄倍增,85 岁以上者每 3 ~ 5 人就有 1 人罹患失智症,概率高达三分之一,等于每个家庭都可能有人会罹患失智症,给家属造成沉重负担。

面对骇人听闻的数据,更可怕的事情是,脑退化症原来是可以预防的! 过去医学研究竟然如此"失智"?!

脑退化并非遗传或自然现象

过去那种认为"脑退化症"(阿尔茨海默病、老年痴呆症)完全是来自遗传和不可预防的想法,已经受到严重的质疑,并开始受到批判。因为这些错误的想法和逃避的心态,才造成了目前难以挽回的社会负担。

医学研究已经确认,脑退化症是经年累月发展起来的病症,受到生活方式因素的影响,这些因素包括胆固醇、血压、肥胖、癌症、抑郁、教育、影响、睡眠、脑力、体力和社交活动等。可以断定,这是一种"生活习惯病",若要进行防治,也必须从生活习惯着手调整。

大脑的保健,与逐渐受到重视的身心灵养生学,其实是同一个道理:活到老学到老,活到老动到老,活到老笑到老。这样的生活态度,可以通过以下七个具体的实践步骤来达成。

①维持规律、正常的生活作息

②饮食均衡,但不过量

③每日适度运动,不偷懒

④保持正向思考的习惯

⑤保持自己喜欢的休闲活动

⑥群居保持社交活动

⑦每日一定要做益智动脑的活动

以上这些"生活自疗法"完全都是一些小事,很容易做到,只要持之以恒,养成一种生活习惯,就会发挥出显著的疗效,让你远离阿尔茨海默病和脑退化的威胁,当个耳聪目明的活力银发族。

老年人大脑 θ(theta)波活动减弱,注意力和记忆力也变差。有人研究以 θ 波神经反馈训练老年人,成功提高了 θ 波的活动量,老年人的注意力和记忆力均得到改善,这样就可以延缓大脑老化,此成果曾经刊登在临床神经生理期刊上。

θ 波与神经反馈训练

θ 波是大脑活动波形的一种,频率为 4~8 次/秒。研究者指出,θ 波波动的强弱与人的注意力及创造力有关,多动症儿童的波动过强,他们不仅多动,而且思维飘逸、注意力难以集中、学习和工作的效率下降;老年人则因爲波动减弱,造成注意力减弱及记忆力衰退。

神经反馈训练就是自我大脑脑波训练,过去多用于减缓多动症儿童的症状、提高学习障碍儿童的智力。但此研究也被应用于老年人,研究证实 θ 波神经反馈训练能有效延缓大脑老化。

研究者选了 16 位 60~74 岁的老年人,进行为期一个月(共 12 次)的神经反馈训练,让他们看计算机上快速活动的画面,观察画面中出现的快速闪动的情景,借此调整老年人大脑 θ 波的活动,刺激 θ 波的活动,这样便可以强化老年人 θ 波的兴奋性。经过训练后,老人们观察快速活动的画面可以跟随其变化而看懂其连续意义,甚至原来听得很模糊音乐也会变得清晰。反之,如被试的 θ 波活动转弱时,他们观察计算机上快速活动的画面就自觉是停顿的,音乐也会停下来。

此实验就是要被试者设法让自己的大脑活动(特别是 θ 波的活动)保持在增强状态。研究证明,所有老年人受训后,注意力及记忆力都有明显提高。很多被试说,当自己专心想着某件事情时,如心算、背诗词,最能提高 θ 波活动量。还有人发现,处于冥想放松状态的效果也不错。经 θ 波神经反馈训练过后,老人们在日常生活中的做事效率得到提高,生活变得更有乐趣了。

基因变异导致痴呆症

最近有研究在 2 个有痴呆症家族及 1 个有渐冻人家族中，找到了共同的致病基因：C9orf72。该基因若产生变异，会引起痴呆症及运动元神经疾病。这项研究结果已发表在《柳叶刀》（Lancet），有助未来早期诊断这两种疾病。如果能够早期发现这种基因，在基因治疗尚未广泛应用时，使用 θ 波神经反馈训练，一定会延缓疾病的发生或有助于症状得到缓解。

大脑，你在忙什么？

面对现在和未来高龄化社会的冲击,各国医学界已累积出许多宝贵的"防御守则"。根据美国神经医学会的研究调查,持续动脑及心智刺激,可以有效预防老年痴呆症。其实,除了脑部本身的思维活动,肢体运动、饮食和特殊营养素的补充、预防感染等都会间接上传脑部等,都可增进脑部的健康。

大脑是全方位的管理者,相对来说,也要从各个方面进行努力,才能促使大脑真正的平衡发展与全面的青春化。

防止大脑退化 10 大策略

无论是提早预防,试图拦截大脑初老现象,或是减轻已发生的退化症状,以下最新、最权威的 10 大策略都能发挥极佳的效果,分别介绍如下。

①咖啡

咖啡的价值已得到平反,经由医学认定,咖啡已然是一种新的补脑品。根据欧洲大量研究显示,中年人每日饮 3～5 杯咖啡,晚年时出现脑退化症的风险可以下降 65%。美国专家也赞许咖啡,认为咖啡可以减少动物脑中导致失忆的类淀粉含量。其他有些研究人员则是因为抗氧化剂的功用,而给咖啡大大加分。所以,不妨每日饮用适量的咖啡,除非你的医生认为你不适合。

②齿龈健康

牙齿和牙龈的健康,竟然也有助于预防痴呆症!南加州大学的研究者表示,35 岁之前有牙周病的人,老年时患痴呆症的机会比没有牙周病的人高 4 倍。其他研究者也针对患齿龈疾病的老年人进行测试,在记忆力和认知能力上的得分确实较低,专家们都推测原因出在口腔感染炎症向大脑迁移的影响。

③适量上网

核磁共振证实,利用电脑上网搜索资料或文章,比直接阅读书本更能刺激老年人的大脑。最令人惊讶的是,55～78 岁的上网新手,只要每日上网 1 小时,便能活化大脑的记忆和学习中心。

④有氧运动

以前科学家们总是认为大脑不可能产生新的细胞,现在的研究者却认为大脑每日可产生万千个新细胞。重点是,怎样使这些新细胞能顺利存活。

使新生细胞有效存活的好方法就是"有氧运动",例如每日快速步行30分钟、进行片刻紧张的脑力益智活动、食用沙文鱼和其他富含优质脂肪的鱼类,并且要避免过胖、长期慢性压力、剥夺睡眠、酗酒和维生素B缺乏等问题。

⑤饮苹果汁

苹果汁可以促进"记忆化学物"乙酰胆碱的产生,这也就是治疗脑退化症常用药理申(Aricept)的作用机理。实验曾以苹果汁饲喂老龄老鼠,比起用水饲养的老鼠,喝苹果汁的老鼠在学习和记忆试验中表现得比较优异。

建议人们每日吃2~3个苹果,但须注意现在的苹果通常喷大量农药,食用前要彻底清洗,或是饮用有机果汁取代。

⑥避免各种撞击

头部即使受到轻度撞击,也会使晚年痴呆症的发病率提高,像职业美式足球运动员,他们发生与记忆有关的疾病就比常人高19倍之多。哥伦比亚大学的研究者也发现,年轻时曾头部受伤的人,得脑退化症的机会是常人的4倍。另一项研究则显示意外跌倒受伤者,5年后发生痴呆症的机会增加2倍。

所以,平日行车要戴安全帽,家中地板要注意防滑措施,工作或休闲时都不可轻易冒险。在某些方面,大脑可是"开不起玩笑"的。

⑦瑜伽冥想

有冥想习惯的人,常年维持下来,脑退化症的典型症状——认知衰退和脑萎缩——都会比较少。记忆力有问题的老年人,若每日做12分钟的瑜伽冥想,只要实践两个月,便可发现改善了血液流通的情况,思考功能也增强了。

⑧服食维他命D

研究惊人地发现,由于严重缺乏维生素D,美国老年人的认知障碍症急升394%。因此,专家建议每日服食800~2 000国际单位的维生素D3,有助于维持脑力的平衡和健康。

⑨认知储备

生活经验的累积、受教育、婚姻、社交、具刺激性的工作、语言技巧、生活有

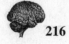
大脑,你在忙什么?

目标、需要动脑的休闲活动等,都可以令大脑比较能忍受"色斑"和"缠结"。"色斑"通常指淀粉质色斑,这是在脑退化症患者的大脑所发现的结构异常特征;"缠结"是脑退化症患者大脑神经元纤维混乱的状态,这两者都是脑退化症患者死后尸体解剖的诊断依据。

芝加哥鲁殊大学医学中心的大卫·贝内特(David Bennet)博士认为,如果一个人的大脑有丰富的认知储备,那即使出现明显的脑退化症病理病征,也并不会有痴呆的症状发生。

⑩预防感染

新近的证据明确地显示:疱疹、胃溃疡、莱姆病(一种由蜱传播的全身疾病)、肺炎、流感,都与脑退化症有密切关系,按估计约有60%脑退化症的元凶是单纯疱疹病毒。

这个理论依据是:受到感染产生多余的淀粉样蛋白"糊"会杀死脑细胞。目前证据尚未充足,如果日后证明研究属实,将可能通过注射疫苗和服用抗生素、抗病毒药物来积极避免感染的发生。

选对饮料,喝出青春脑力

饮用一些优质饮料,也能轻松达到保持记忆力、避免脑部退化的效果。以下推荐4种健脑饮料,大家可以选自己所爱,或是一起采用皆可。

①苹果汁

一个星期饮用3次,每次一杯任何配方组合的水果蔬菜汁,可以减少76%的脑退化症。特别有效的果汁是蓝莓、葡萄、苹果汁。

②喝茶

对老者而言,每星期一杯红茶或绿茶,就可以把认知衰退减少37%。但只有泡茶才有效,不要喝罐装茶,罐装茶没有天然抗氧化剂。

③咖啡

前面也有提到咖啡的益处,一般中年人一日可饮3~5杯咖啡(一名专业的脑退化症研究者自己就一日饮5杯咖啡)。但咖啡因对儿童、孕妇、高血压患者、失眠症患者、焦躁症患者不宜,所以最好经过医生评估,再确定是否采用此

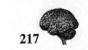

法,初饮者可从少量开始尝试。

④红酒

红酒含有大量抗氧化物,饮少量红酒对日渐老化的大脑也有好处,但一天不可超过一个普通玻璃杯的量(约200 cc)。若是豪饮,反而会导致脑退化症的情况加重。

相对来说,危险饮料就少碰为妙了。像是避免含糖量高的饮料,特别是果糖含量高的玉米糖浆,在实验中过多的糖分会使动物反应变迟钝,人受的伤害也是相同的。含铜量高的水也会使患老年痴呆症机会升高。所以居家饮用水应该使用可以出去多余矿物质的滤水器,再加热烧开才能放心饮用。

老人痴呆的问题主要出在大脑的额颞叶，过去最多只能改善和控制，并无有效的预防和治疗对策。因此，许多银发族及其家人，都不免陷入无助、痛苦的生活中。

西罗莫司一药多效

成功大学临床及基础医学研究所蔡坤哲教授所领导的团队，与分子生物所院士沈哲鲲教授合作，经历两年研究，成功地发现过去用于治疗癌症的"西罗莫司"（雷帕霉素），原来也可以预防及减缓仍无药可医的额颞叶退化症。而且通过老鼠实验，发现此药有保持脑部学习和记忆的能力，也能避免运动功能的降低，目前正准备进行人体临床实验。

这项研究成果已于今年 9 月 11 日发表于《美国国家科学院院刊》（proceedings of the National Academy of Sciences of the United States of America，PNAS）。研究团队已将新疗法分别向台湾与美国申请专利智慧财产权。

基因工程抢救病变神经元

额颞叶退化症会造成脑额叶与颞额叶萎缩、失忆、语言丧失、神经动作障碍，甚至并发运动神经元疾病（俗称"渐冻人"），主因是不正常蛋白质堆积在额颞叶所致。目前医界多使用治疗阿尔茨海默病的药物来缓解渐冻人的症状，但并无积极疗效。

蔡教授带领的团队研究发现一种能影响神经细胞活性的蛋白质 TDP－43，一旦造成神经元新陈代谢异常，就会导致神经退化性疾病。团队通过基因工程，将 TDP－43 的基因大量表现于实验老鼠的前脑，让实验鼠出现额颞叶退化症，再利用水迷宫、运动转轮来测试实验鼠的认知与运动能力。这样精心设计的实验，可以充分保证实验结果的可信性。

该团队以西罗莫司治疗患有额颞叶退化的实验鼠，发现在早期给予该药物,可以维持学习记忆能力,也可减缓运动功能的丧失,并减少实验鼠脑部神经细胞的死亡量。即使等到晚期才给药物,也可以明显改善原本应丧失的运动功能。此实验证实了用西罗莫司进行治疗,对额颞叶退化症具有优异的预防及治疗效果。

据蔡坤哲教授的研究,西罗莫司是一种免疫抑制药物,过去用于治疗自体免疫疾病与器官移植产生的排斥反应,近期被发现可用于治疗癌症、亨丁顿舞蹈症、阿尔茨海默病等。西罗莫司治疗的机转是活化细胞自噬作用,对发病老鼠给予西罗莫司,可减少 TDP－34 蛋白的过度表现与不正常堆积,进而改善此病变诱发的神经细胞凋亡,维持实验鼠的学习记忆功能,减缓运动功能的丧失。

该团队还以亚胺精（spermidine）、卡马西平（carbamazepine）、他莫昔芬（tamoxifan）等自噬活化剂进行实验,也发现对治疗额颞叶退化症有明显效果。

大脑,你在忙什么?

通常，退休被视为是进入老年期的一个重要指标。然而，退休是事业结束，却也是一个新的开始——人们将获得更多的自由和闲暇。

对于即将退休或已经退休的人而言，学习的目的往往是为了拓展视野和爱好，使闲暇时间富有意义，无形中也使大脑免于一起"退休"的命运。

学习使大脑永保暖机状态

"终生学习"的观念，可以让老年人实现年轻时未能实现的梦想，或运用退休后的空闲时间，丰富人际关系，以及更加认识这个社会。若真能如此，老年人的学习活动将促进智力发展，也是防止智力退化的良药。退休后的健脑养生之道，除了学习新知，还包括以下六大重点。

①作息有规律

老人的生活作息应有规律，这是养生的基础，例如饮食、休息、运动、睡眠的时间应有规律性，切忌日夜颠倒。

②饮食合理

饮食要注意营养平衡和卫生，每餐力求定量，切忌暴饮暴食，养成吃饭前后愉快的心情。

③锻练身体

适度的运动对预防老年性痴呆和改善身体状况都有所帮助，例如慢跑、太极拳等。

④参与力所能工作

老年人退休后，常因生活失去节奏与重心而产生孤立之感，如果能参与力所能及的工作，则可以避免消沉的感觉，有利于身心健康。

⑤发展娱乐爱好

绘画、书法、音乐、诗词等艺术爱好，可以陶冶性情和消除寂寞，但即使是娱乐活动，也不宜太久或太累。

⑥结识新朋友

养生学很强调心理修养。老年人可以通过结识朋友，寻找友谊，拓展生活圈，消除不良情绪。

另外，多看书、多下棋、每日写日记、学一些电脑技巧等，也都是经过医学证实活化大脑的好方法。多加变化的益智活动，既能维持脑力，又能怡情养性，或许还能结交到志同道合的朋友，何乐不为。

大脑"白质"到老都具可塑性

衰老是人生必经的过程。不承认衰老是不可能的，但可以通过了解老年心理的知识来延缓衰老，使生命之树长青。老年人的养生之道强调"活到老，学到老"，我个人觉得此点非常重要。我今年79岁，身患三种不治之症，却还能为病患看诊、四处演讲，也写作著书，我深感积极的学习和工作态度，大大地促进了我的智力，也增强了我对疾病的抵抗力。

美国《认知神经科学杂志》一篇研究论文中，作者亚历克斯·谢尔盖尔通过脑白质对大脑功能进行研究，结果显示成人和老人的大脑，也和青少年一样具备学习复杂任务的能力。

大多数人把"灰质"等同于大脑处理高级功能的部分，如感知力、理解力等，但这只是我们大脑解剖学之谜的一部分。大脑的另一组成部分是"白质"，占了大脑约一半的体积，它的功能主要是联络。谢尔盖尔通过研究证明，我们确实可以让老顽固学习新事物。一个成年之后的大脑，未必就永远不会改变，它也可能变得更加灵活。谢尔盖尔这项研究证明了一项新的认识，即大脑在人的一生中都是一个可塑的器官，它是可以不断变化的。

2007—2009年，谢尔盖尔对27名学习中文9个月的学生进行白质研究。他借助一项名为弥散张量成像（DTI）的新型核磁共振成像技术，测量神经轴突内的水弥散情况，跟踪大脑内的联络通道，如果通路内弥散有限，则说明包附在某个神经轴突周围的髓鞘质较多。谢尔盖尔认为，髓鞘质形成增多，意味着轴突的使用率更高。它在大脑不同的处理区之间传递着信息，也就是说正在运行某个积极的程序。

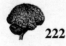

研究数据显示，在这些学习中文的学生大脑里，恰好可以观察到白质髓鞘质的形成。随着学习过程的深入，脑部会发生结构性的变化，主要是白质的变化，这些观察都是有严格的前后对比统计的。所以无论是小孩、成年人或老年人，学习中的大脑都会历经重要的结构性变化而日益灵活、精进。

这项研究结果推翻了认为所有的脑部结构变化，都只发生在幼儿期的传统观点。如今我们已经有办法观察大脑的变化，我们在很多情况下都发现，成年人的大脑和儿童或青少年的一样，都具有可塑性。

大脑在一生中都是可以变化的，即使老了，也未必就不能增进。所以说老年人将持续学习，同样可以使脑部某些功能不发生退化，甚至能更加强。以我为例，年将届80岁高龄，过去没有出版著作，只写过论文和翻译书籍，可是在今年一年中，我写了两本书，包括《细胞能量学和量子医学》以及本书。自己感觉虽然记忆力是不如年轻时了，但是理解力却变得更好，而且越思考、越写作，头脑确实越灵活。所以，不要担心大脑会被消耗掉，它是越用越有电的超强有机体。

脑与疾病

第五部分　科技人工脑

【真功能，假脑袋？】

精密脑诊察，微创手术与仿神经元医疗科技

助听器、电子耳、意念操控的机器人已成功拯救许多脑功能缺憾者的生活品质，
目前模仿生物功能的矽神经元、电子眼、电疗法等高科技发展，
未来更将帮助丧失记忆、视觉障碍、肢体瘫痪的人重整幸福人生。

报章曾刊载一名听障女孩在植入电子耳之后,顺利重获"新声"的医学例证。天生罹患罕见"瓦登柏革症候群"病症的陈苇庭,在家中排行老二,三姊妹中唯一异常的孩子。她有着天生独特的蓝眼睛,学校教官曾误以为她戴变色隐形眼镜上学而拦下她盘问。

瓦登柏革症遗传性听障

瓦登柏登症候群属于一种遗传疾病。苇庭的外曾祖母是蓝眼睛、爸爸是听障,老一辈以为蓝眼睛是白内障的一种,听障则是喝草药喝坏的,从来不知道这是一种会遗传的病。

苇庭综合家族的遗传,既有蓝眼睛、又有听障,虽然蓝色瞳孔并不影响视力,但是家人直到她一岁半时,才赫然发现她对声音没有反应。她曾经也戴过助听器,但一直痛苦忍受着耳朵里像飞机飞过的轰轰声音。直到获得政府补助,装上电子耳,她的"人生从此变得不一样",如同正常孩子一般,在普通中学、高中就读,去年考上大学资讯科。

有一次,她突然感到耳朵里刺痛,听到的声音也变得越来越小,最后甚至听不到了。经过检查,原来是用了 13 年的电子耳发生故障了。但重新植入电子耳的经费庞大,让家境不富裕的陈家直发愁。所幸经慈济基金会补助,医师以微创手术替苇庭植入新的电子耳,让她再度走出了无声的世界。

科技人工脑

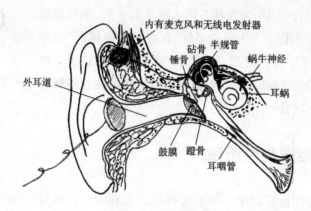

内有麦克风和无线电发射器

砧骨　半规管

锤骨　　　　蜗牛神经

外耳道

耳蜗

鼓膜　蹬骨

耳咽管

助听器与人工电子耳

助听器塞于外耳道口,只是一个扩大器而已;人工电子耳构造则复杂许多,内有麦克风和无线电发射器,放置在耳后皮内,电源线凿骨至内耳放处理器,接上耳蜗,人工电子耳是医学上一个"神经机器有机件"。

最先进的听觉神经辅助器

电子耳这种软件非常复杂,原理是将信号传到耳后的小纽扣,内有麦克风及无线电发射器,无线电波穿透皮肤,将信息传到内部的处理器,经二极管又转成电,通过凿出的通道,沿着电线传达到耳蜗。

这是第一个成功的人类神经辅助器,由矽和碳结合形成了第一个"神经机器有机件"。电子耳是很复杂的,它经过复杂的手术,把复杂的机器穿骨透皮地将电子信号传送到耳蜗神经,这样大脑枕叶的听觉区才可以收到信号,听到声音。

助听器的构造和功能则较简单,和电子耳无法相提并论。简单来说,助听器的原理只不过是把把声音扩大而已。

台湾佛教慈济医院已经成功地开展了人工耳这一先进手术,患者术后效果都很好。这是医学和电子科学相结合的结晶,慈济医院不仅为病人精心做手术,而且还帮助经济困难的病患筹措经费,进行人工耳手术及术后的复健,可说为科技医学树立了仁心仁术的典范。

228

大脑,你在忙什么?

日本庆应义塾大学的学生怀着对偶像的崇拜之情，设计出虚拟与偶像亲吻的电子海报，只要头一接近电子荧光海报内的偶像，则偶像也会跟着闭上眼睛，并做出想要亲吻的动作，亲完之后还会脸红、微笑、露出娇羞模样，粉丝群皆为之风靡。

超音波感应以假乱真

设计者大川本身很迷偶像，房间里也张贴了心仪偶像的海报，但他不喜欢面对没有任何反应的海报，因此才想到设计有表情和动作的海报。

电子海报的原理看似简单，却很巧妙。在电子海报上装设超音波感应器，让海报中的影像可以随人的动作变化来感应，想亲吻海报内的偶像时，偶像也会即时有反应，让粉丝有脸红心跳之感。

特制海报上的偶像被吻时会脸红，其实是超音波感应器的感应，与真人被吻时脸红的机转是完全不一样的。

人的脸红是通过感觉（包括视觉）神经传到脑部边缘体，也包括丘脑，一方面反射到交感神经中枢，兴奋了交感神经，而使面部微血管扩张、心跳加速，甚至血压微升。另一方面，感觉刺激也会上传到大脑皮层，尤其是前额叶，使被吻者产生了被亲吻的意识，并进一步产生害羞等以情绪为主的生理反应。除了脸红外，可能还会有其他的生理变化，包括脸部的表情变化，以及刚才所说的心跳加快等。

电子海报上的偶像是"机械式反应"，虽然甲大学生吻她时会脸红，但实际上任何一个大学生，甚至任何人吻她，她都会脸红，而且她不会拥抱任何人。但真人就不同了，对于有些对象，她不但不闭眼、脸红，而且可能还会拒绝他，甚至躲避逃走。

科技人工脑

人脑意识的自知与自保

目前高科技研发的任何机器人或类机器人,无论功能上如何精巧,都无法有情绪反应,因为它根本就没有"意识",也就无法产生情绪。

据说日本现已制造出和真人非常相像的机器人,皮肤是柔软且有弹性。但是无论机器人与真人有多像,永远也没有意识和真正的情绪,这是至今无法突破,也似乎永远无法改变的事实。因为只有生物体具有"灵",具有"意识",如果想和这种电子人偶做朋友、谈恋爱,只是自欺欺人而已。若养成习惯或长久依赖机器人,更可能会造成大脑认知错乱,或是发生与真实社会脱节的危险。尤其未来日益科技化的生活发展,"虚拟"与"真实"将严重混淆着大脑,其可能产生的副作用,甚至社会风险,不得不慎。

现在台湾和大陆都已进入老年化的社会，也就是所谓银发族的社会。在银发族的社会里，老年人的记忆不好已是众所周知的事情，即使不是阿尔茨海默病的患者，光是正常的记忆缓慢流失，也已经够让人困扰了。

海马区的转"忆"功能

美国南加州的科学家们，一直密切注意记忆和海马区的问题，最近也开始致力于创造能执行阿尔茨海默病所致的记忆丧失的补偿问题，试图将人的记忆以人工方式，从"即时记忆"传送到"长远记忆"

大脑海马区负责从经验中形成新记忆，在这方面扮演了重要角色。如果海马区受伤，会导致新记忆形成非常困难，也会影响到受伤之前已形成记忆的提取。

替代人脑的晶片与矽神经元

针对海马区的功能，科学家们准备开发出一种晶片来辅助或替代，在必要时可以植入人体脑部，用以帮助记忆力丧夫的病人。

海马区虽在脑的深部，但与邻近部位的关系不太复杂，这使得此研究发展变得相对简单一点。这方面的研究已经在南加州做了好几年，现在进行用模仿神经元生物功能的矽神经元，来取代受损的神经细胞的研究。

到目前为止，在老鼠和猴子身上的测试是很成功的，估计还需要几年时间，即可进入人体试验。到时候，丧失的记忆有可能恢复，人的记忆还可能被篡改，人脑记忆容量或许也能无限扩张……现在这些听起来有些荒唐的想象，在未来也许多会成真，就像这个伟大的大脑助忆器的研发，在最开始的时候，不也是从"荒唐"的想象中萌发奇想的吗。

科技人工脑

哺乳动物脑神经化学成分的差异不大，为何不同物种的表现方式却天差地别？最近有个研究，也许能找到这个问题的答案。

人脑细胞能使老鼠变成天才鼠

美国罗彻斯特大学神经研究中心的研究团队发表的研究报告中指出，他们把人脑星状细胞中的一种亚型细胞——神经胶质细胞（glial cell）——植入老鼠的大脑中，发现这些老鼠的神经活动方式发生了变化。

这项研究的原意是探索人类的脑细胞能否改变其他动物的大脑功能，包括记忆和学习能力。研究结果发现，被植入人脑神经胶质细胞的老鼠，脑电波传送速度比其他老鼠要快，而且传送模式类似人脑组织。另一个发现是，被植入人脑神经胶质细胞的老鼠，在成长过程中的学习能力比其他老鼠都优秀得多，例如在迷宫找到出口的时间较短等，说明其记忆力和判断力有所提高。

研究人员指出，实验结果证明老鼠的脑神经网络的可塑性和学习能力，会因外来的人脑神经胶质细胞而优化。据此推论，人脑神经胶质细胞极可能在智能及认知处理过程中扮演重要角色。未来也许可以通过对神经胶质细胞的更多了解，找到治疗神经障碍等疾病的新方法。

星状细胞的新发现

星形胶质细胞，又称"星状细胞（astrocyte）"，是人类神经系统中最多见的细胞，因为数量多，以前还以为它没多大用处，可能只是脑及脊髓的补充物。但近几年已陆续发现它在脑中有许多功能，尤其对中枢神经系统的失调问题（如头痛或失智）具有关键作用。

研究人员陆续从各类星状细胞中发现,它们不只负担着维持基本环境的任务,如调控血流、吸收神经元制造出来的过量化学物质、控制血脑屏障(也就是将危险物质阻断在脑外)。近期的研究还发现,星状细胞不仅担任着"过滤器"的角色,可能在人类智能方面也扮演着某种角色。有研究人员提到,若无星状细胞,神经元将无法作用,因为星状细胞将整个神经细胞包裹起来保护,几乎参与了脑内各种功能或失调。

　　研究发现,人脑中的星状细胞可能是维持智能的重要元素。如果此结果得到进一步发展和应用,对于脑功能障碍的恢复,特别是对痴呆症患者的康复,是有重要意义的。目前,治疗痴呆症的药物已经初露端倪,要是加上对星状细胞的应用,会有锦上添花之效。

人们早就希望制造出大脑可以操控的机器人、机械手臂,这方面的研究也从很早就开始进行了。

意念操控已开发成功

最近每日邮报报道,美国的一个研究团队已正式对外宣布,他们成功地让两名颈部以下瘫痪的病患通过大脑意念来操控机械手臂。

其中一名瘫痪近 15 年的中年妇女,更首次"随心所欲"地举起一罐咖啡,以吸管饮用。达成这项壮举的研究团队成员,包括美国布朗大学、麻省总医院、哈佛医学院和退伍军人事务部等机构。

电极感测器让残障者重新"动"起来

这种"意念操控"的原理,主要是在瘫痪者脑部皮质运动区植入一微小的电极感测器,此感测器可以搜集大脑所发出的与肢体运动相关的脑波电流信号。将感测器与电脑相联结,信号就可以迅速传至机械手臂,令其做出相对应的动作。

从研究公布的影片显示,15 年前因中风而颈部以下瘫痪的赫琴森女士,原本日常生活全仰赖看护,现在通过这套装置已可以凭自己的意念操控机械手臂。当咖啡送过来时,她露出了久违的幸福微笑。

2006 年时,这个研究团队也曾经借由这项试验性的装置,让瘫痪的病患操作电脑鼠标来控制简单的机器人装置。此团队正持续研究如何改进这项技术,希望有朝一日,患者的大脑可以更进一步与四肢(或义肢)重新连接,预估这项重大的发明在十年内可望达成目标。

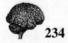

1960 年左右,由于量子力学的进展,人们发明了"核磁共振仪"(MRI),而且运用于医学进行断层造影,所照出来的各器官各种形态的病变影像远比 X 光摄影更清晰,对临床诊断学是一大贡献。

无副作用的新兴神经影像技术

20 世纪以来,人们在影像学核磁共振仪的基础上,又发明了"功能性核磁共振仪"(Functional MRI,简称"fMRI"),其原理虽然仍和量子力学有密切关系,但是和 MRI 有很大区别。主要是根据病变区或研究区的血流量必然大于正常区域的原理,并利用其氧合血红素(HbO_2)之含量增加,与血色素的含量差别的比例加大,然后以光亮度和颜色表示出来。

功能性核磁共振仪利用磁振造影特性,更精确地测量神经元活动所引发的血液动力之改变,由于它属于非侵入性、没有辐射暴露问题,且在医疗检验方面可以广泛应用,从 20 世纪 90 年代开始就在脑部功能定位领域占有一席之地,目前主要运用于研究人类及动物的脑部与脊髓。

亮点透析,脑部活动无所遁形

通过功能性核磁共振仪来检测身体各种行为反应,影像中呈现的发亮点就是该部位正处于活动旺盛的时刻。例如对性交高潮的男女进行研究,就得到很重要的资料。原以为性交高潮时,前额叶及杏仁核一定"加岗派哨、戒备森严",不料却都是呈放松状态,熄灯休息,维持和平、和谐的气氛,以免打草惊蛇,误其好事。

另举一例,我们原以为阅读、语言大概都是语言中枢的事,不料事情并非如此简单,"阅读"会活动枕叶视觉皮质;"聆听说话"使颞叶听觉皮质活化,亮了

科技人工脑

起来;"想某个字"时,竟然是语言中枢之一的"布罗卡区"这个发声中心亮了起来;而"想一个字并把它说出来",则使很多地方都亮了起来。

另外,功能性核磁共振成像(fMRI)也能对比出"口吃"患者和正常人的差异。如果没有功能性核磁共振成像(fMRI)仪器,这些都是不可能发现的。功能性核磁共振仪对脑部临床诊断及研究来说,都是极为重要的工具。

现在大家已经公认,脑电图(EEG)、表情、心率、血压等对测谎有一定的帮助,但不可深信,因为影响因素太多。功能性核磁共振(fMRI)确实可以获得很多脑内的宝贵资料,不过使用经验有限,到目前为止,也不是完全没有漏洞的。如果能辅以经验资深的观测者,再加上功能核磁共振这个精密的仪器,则施测的可信度必然会提高。

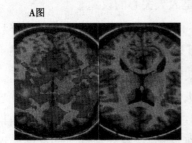 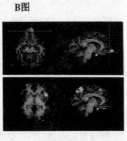

A图   B图

如何利用功能性核磁共振仪器识破谎言?

A 图:右:说真话时的大脑扫描。

左:说真话时的大脑扫描。

B 图:上半:说真话的脑,有关地区(前额叶)有活动。

下半:腑岛的边缘即为"相信脑",额顶叶相交处都是"怀疑脑"的活动,脑岛对说谎话很厌恶,想把它弄掉。

大脑爱诚实,说谎比说真话伤脑筋

用功能性核磁共振成像(fMRI)测谎,可以清楚发现当人在说谎话时,大脑活动得比较厉害,因为它需要更多的能量去抑制真话跑出来,而且说假话本身也要很多能量。

另外一个特征是,大脑在判断回话的真假时,其重要区域还是比较原始的情绪区,这一区和前扣带回及脑岛皮质相连,与思想和判断有密切关系,可算是"相信脑";而在脑岛的边缘及额顶叶相交的脑沟深处,是"怀疑脑"(不相信的脑)。

脑岛对说谎很厌恶,所以当"相信脑"占优势时,上图的标示区就活动,全亮起来;而当"怀疑脑"占优势时,则下图标示区就亮起来。如此再结合其他观察,基本上可以得出正确的结论。

大脑能骗过仪器,没有百分百的测谎器

前面讨论说谎,现在如果用最新的功能性核磁共振来查税、测谎,也是万无一失吗? 尤其是报税测谎、犯案测谎,都可说是人人关心的议题。

传统的测谎器其实被诟病漏洞较多,确实有很多经验丰富的撒谎者能够轻易地在机器前隐藏自己,他们在撒谎的时候可以做到"脸不红、气不喘、心跳不加速",但是不管一个撒谎者有多么冷静,他的大脑总会"出卖"他。

人类的大脑在工作的时候离不开血液,大脑活动越剧烈,血液需求量就越大。科学家已经证明,人类的大脑皮层中,有三个区域跟撒谎息息相关。如果利用核磁共振成像技术监测大脑的这三个特殊区域,一旦发现这三个区域的血液活动剧烈,就说明被测试者极有可能在撒谎。另外,撒谎时产生的脑电波,会比讲真话时长 40～60 毫秒,这也是可以用来评判的数据。

成大心理系教授指出的重点很重要——必须辅以"其他证据",才能避免误判。毕竟到目前为止,没有一种测谎仪器是万能的、百分之百准确的。谎话说上千遍就变成真理,这句讽刺名言有时会一语成谶,因为谎话说上千遍,有时也会把大脑给骗了,仪器也测不出来,不可不防。

经常说谎的人,也就是所谓的"瞎话篓子",拿说瞎话当家常便饭,或者是受过特殊训练的人,对这些人用功能性核磁共振来测谎,也不见得就会测出端倪。

虽然测谎专家也不是省油的灯,有一定的破识方法,但是别忘了,道高一尺魔高一丈,这句话讲的是魔比道还厉害。所以,没有绝对百分之百的可靠的仪器,而且大概永远都不会有,因为人的大脑也会不断进化。

分子磁共振成像（MMRI）与功能性核磁共振成像（fM-RI）虽然都是利用量子力学原理而研究出来的仪器，但原理各不相同。分子磁共振成像（MMRI）是利用身体各种组织所放出来的核磁共振波，各种细胞的异常或正常，显现出不一样的信息图像，借此进行疾病的诊断。

更胜电脑断层的 MMRI 检测

分子磁共振成像（MMRI）是一种非放射性、非侵入性的检查，没有任何痛苦，安全、无副作用，而且检查所需费用远低于核磁共振成像（MRI）。

我初步利用分子磁共振成像（MMRI）对脑损伤致脑部发育不良和患有多动症等儿童，与正常儿童进行研究比较，发现两者确实有明显的不同。例如有一位脑发育不良的儿童，家长表示在两年前车祸后，孩子有明显的学习障碍及动作异常，到大医院做电脑断层却未发现异样。但是到我这里做微磁振检查，即发现70%的大脑波形有明显异常现象。这个检测结果的异常，说明了在某些情况下，分子磁共振成像（MMRI）确实是非常细腻而精确的。

天才现形，有凭有据

我们用此仪器给儿童做性向检查，也偶尔会有意外的惊喜，像是发现一些天资过人、才艺特殊的天才案例。有一个儿童显得特别与众不同，通过检查，仪器显示出他的特点包括以下三点。

①前额叶功能特别发达

②明显的左脑优势

③儿童多元智能分析结果显示，数学和逻辑功能明显占了优势（表示数学、科学方面天分极高）

我与他母亲讨论结果，认为检查出来的报告非常正确，与她儿子平日的特点和表现完全一致。（图请参见彩页）

后来，我们院所凑巧检查一位所谓的"亚洲才艺巨星"，三十来岁，已创作许多出名的创作，而且本人能歌善舞。他的检查结果反映出以下几个特点。

①右脑生物磁波比左脑强约5%

②右脑的音乐、情感、想象、创意功能特强

以上研究都是在张澍平院长的大力支持下，并由陈昭蔚、林思佳两位硕士研究员认真努力、独立完成的，几位典型病例也都是他们所研究发现的。

下一步，我们正准备对脑血管意外后遗症，以及阿尔茨海默病进行研究。如果研究成功，我们准备在全国开办检验学习班，推广这种安全、经济的检查方法。

本书原定 100 题,红葡萄酒专家、名作家杨子葆先生在阅过本书初稿后,鼓励赞扬之余,也提出几点建议。其中一条说到近年来科学界对红葡萄酒的看法,与以前有很大的不同,尤其葡萄酒强大的抗氧化功能,对人体和大脑有极佳的作用。蒙大师指点,当然如获至宝,立即决定将本书扩至 101 题,并特别取名"法兰西怪事"。聪明的读者一看就会明白这取题之妙处,真是一箭双雕。

全面一些,此题应该取名"红葡萄酒与法兰西怪事"。美国哥伦比亚广播公司在 1991 年播放了《法兰西怪事》,一炮震惊世界,红葡萄酒一下成了健康的话题。

据世界卫生组织(WHO)对心血管系统流行病学的调查结果(MONICA. 1989),证实了法国人的冠心病发病率和死亡率,与其他西方国家(尤其是英美)相比,要低很多。下表可使人一目了然。

世界卫生组织(WHO)对心血管系统流行病学的调查结果

调查地区		标准人群(34－64 岁)之死亡率(每 10 万人、每年)	
		男	女
法国	土伦地区	78	11
	里尔	105	20
美国	斯坦福	182	48
英国	贝尔法斯特	348	88
	英国格拉斯哥	380	132

法国人嗜红葡萄酒已为世界公认,法国人中饮用红葡萄酒的人,又比不饮酒者的发病率及死亡率均低。相较之下,英国人好饮威士忌,美国人爱喝啤酒。所以,红葡萄酒的作用是很明显的。红葡萄酒究竟有哪些有益健康的作用呢?现简述如下。

①抗氧化作用

科技人工脑

活性氧基团,即所增氧自由基,是对人体最具破坏性的。它非常容易与脱氧核糖核酸(DNA)进行反应而遭到破坏,这也可能是致癌原因之一。红葡萄酒中许多成分,能在人体发挥抗氧化的作用。动脉硬化主要是由低密度脂蛋白(LDL)引起的,LDL 是活性氧攻击成"变性 LDL"后,被巨噬细胞吞噬而成泡沫细胞,附着于血管壁上,造成动脉硬化。红酒可保护大脑免受中风伤害,也能保护心脏和防癌。

②白藜芦的抗血凝作用

红葡萄酒中白藜芦的含量很高,比白葡萄酒高 5 倍,可使血小板的凝集抑制率达到 80%。所以饮用红葡萄酒,可以防止血液在血管中凝集,进而防止心肌梗死和脑栓塞。日本一位教授研究发现,红酒中的白藜芦醇可提高大脑认知能力。经动物实验证明,可提高神经细胞活性 1.5 倍,海马回神经细胞的再生和信息传达速度也有所提高,对老年痴呆有改善效果。每天饮小量红酒可提高认知功能,尤其对女性也有显著的益处。在癌症肆虐的今日,美国已发现白藜芦醇能有效抑制各种癌症变化,在初期、增进和扩展三个阶段都有抑制作用。

③对解除压力、使人精神愉快、放松,对远离冠心病、中风、癌症及精神病,均大有好处

A.中度饮酒可减少精神压力,在生理学及问卷调查报告均已证实。

B.少量和中度、适量饮酒可使人的情绪改善,欣快、高兴、自信心增强、自我感觉良好、无忧远虑,压力、焦虑和自责感降低。

C.低量饮酒已证实可增加某些类型的辨知能力、解决问题的能力和短程记忆力。

D.少量、适量中度饮酒可对老年精神病有效。

适度的酒精可以增加多巴胺、血清素和 γ-氨基丁酸(GABA),压力放松、欣快、高兴、愉悦感之产生均与之有关。尤其红葡萄酒有防止动脉硬化、放松解压和欣快作用,故少量、适量饮用,对心脑动脉硬化、老人痴呆及某些精神病患者均可能有益。

④红酒、咖啡与巧克力

美国专家指出,经常饮用葡萄酒对大脑细胞再生和心血管健康有利,也有助于脑震荡之恢复。另外,红酒能激发智力,适量咖啡和红酒,再加上学习外

语,可使人远离老人痴呆。还有研究指出,黑巧克力配红酒可提神醒脑益智。

最后强调一下,葡萄酒的饮用必须适量,和"胜也萧何、败也萧何"一样,饮酒可以有益健康,也可以因酗酒而严重损伤身心健康,关键全在"量"上了!

尽管葡萄酒对健康有重要的作用,但并不是鼓励人们不分场合、不加限量地喝葡萄酒,例如开车饮酒就是违法的,孕妇也不要冒险。饮酒一定要多喝水,每天至少喝 1～1.5 升水,也不要空腹饮酒。1997 年澳洲科学家指出:男子每天 1～4 杯(约 100 ml/杯)葡萄酒,女子每天 1～2 杯最适宜。适量饮酒者心脏病的死亡率约为不饮酒者的 30%。同年,法国波尔多大学学者报告,每天饮红葡萄酒 3～4 杯的老人,患痴呆症的概率只为不饮酒者的 25%。当然,外国人的酒量比国人大,国人要控制得更严格一些。

A

阿尔茨海默病（Alzheimer's disease）

又名"老年痴呆"，原因目前还不清楚，发病缓慢，多见于老年人，是失智的主要原因，需要和其他失智症进行鉴别。主要症状是失智，即失去记忆，开始丢三落四，病情进展缓慢，以后发展至迷路等，这时 X 光可见脑部萎缩。对情绪也有一定影响，目前尚无特效药物，台湾发病率居世界第一，已开始引起各界注意。

安非他命（Amphetamine）

促进多巴胺和去甲肾上腺素分泌，会增加精力，但可能产生焦虑和烦躁。此药与麻黄素结构相似，故由麻黄素制造，可以土法炼钢，一些毒品贩子早年多是土法炼钢。

B

白质（white matter）

大脑皮层的外层是灰质，以细胞体为主；而内层则主要是神经细胞轴突的髓鞘，呈白色，故名。今年对白质的结构研究取得很大发展，我们与美国的研究机构联系并获得他们大力的支持，允许在本书中介绍他们的研究成果及照片。

百忧解（prozac）

可阻止神经细胞附近的蛋白质对血红素的吸收，故脑脊液中血清素浓度上升，可治疗抑郁症患者。

边缘系统（limbic system）

在旧大脑中占重要地位，和情绪、动作、记忆等都有关。上述相关信息都要先经过此边缘系统，再传至大脑皮层。

布罗卡区（Broca's area）

大脑中有两个负责语言的区域，统称"大脑皮质区区域"，其中一个叫布罗卡区,在所谓语言皮质区的前面,句法是在此区形成。因此区受伤即有语法障碍,它的位置大约是在头额、顶、颞三叶交界的地方。

C

草地田鼠(Meadow Vole)

只有5%的哺乳动物是真正的一夫一妻制,而草地田鼠即是其中一种,所以科学家在研究性关系时,特别喜欢以它为对象。草原田鼠的性欲中心在下丘脑,当公的草地田鼠下丘脑的前视觉内侧区被破坏时,它便不再追求母鼠,而可以自己独处,很是有趣。

痴呆症(dementia)

见"阿尔茨海默病"。

催产素(Oxytonic)

为女性内分泌素(荷尔蒙),可以使子宫收缩,帮助婴儿娩出,故名。

平时体内也有催产素,性交时催产素使女性性欲增加,愿意暴露自己的生殖器,并使神魂飘飘然,如酒醉一般,以高潮将至为最。此时杏仁核已放弃警戒,让女人尽情浪漫享受,因而女性会"叫床",即因为此。

D

大脑皮质(cerebral cortex)

大脑表层,由深仅2~4毫米的灰质组成,但可分为6层,每一层包括上百万个神经元突触。大脑皮质的表面折叠成许多腊肠状的隆起,隆起的部分称为"脑回",在脑回之间凹下的空间就是脑沟,较深的脑沟称为"脑裂";脑裂将每个大脑半球分为数个区,各区具有不同的功能。

顶叶(parietal lobe)

在大脑额叶与枕颞叶之间,有感觉皮质区在中央质边,语言区两个中心(或说三个中心)都在其与颞叶交界处。从目前研究结果看,顶叶似乎没有额叶重要,没有嗅、视、听的中心在其中,但是也许有很重要的功能区还未被发现。

多巴胺（dopamine）

多巴胺在不同的地方有不同的作用,由脑干深处之黑质产生多巴胺,缺少时产生帕金森病已如前述。另有一套多巴胺类酬回路系统,可使我们产生愉快的高潮,但不能产生永久的满足感,所以多巴胺使我们产生"还要……还要……"的感觉。多巴胺和"感觉"有关,不足时会有"世界末日"的感觉;相反的,分泌多了则觉得"如进天堂"。总之,它使我们不断努力,追求上进。

E

额颞叶退化症（frontotemporal lobar degeneration disease,FTLD）

脑额叶与颞叶萎缩、失忆、言语丧失、神经动作障碍,甚至并发运动神经元疾病。医学报告指出,每10万人中,有9~10人罹患颞叶退化症,其中家族遗传因素占40%,不明基因突变占60%。65岁以上族群中,额颞叶退化症是第四大常见失智原因,仅次于阿尔茨海默病、路易体失智与血管性失智。但在65岁以下族群中,是第二大常见失智原因,仅次于阿尔茨海默病。

额叶（frontal lobe）

在大脑两半球前端,非常重要,尤以前额叶及其眼眶上前额叶最为重要,负责思维、比较、推论、判断、分析、综合、归纳、总结及部分决定,一个人聪明与否和前额叶有很大关系。

耳蜗（cochlea）

属内耳,内有带毛细胞,外界声波通过淋巴液震动基底膜,进而触动毛细胞,最后转换成神经冲动经听神经传到听觉中枢。感觉非常灵敏,与听觉和平衡有密切关系。

G

功能性核磁共振（functional magnetic resonance imaging）

是核磁共振的进一步发展,最近几年才在医学科学研究领域应用,取得惊人的效果。原理是血流量多的时候,氧合血红素的氧被用掉的比例少,所以氧

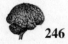

合血红素和血红素的比例发生相应的改变,由此可以判定血流量的变化。癌症等血流量的正常组织高,故可以得到早期诊断。脑部的活动也影响血流量,因而对脑部的研究是很有利的新武器,例如已有人开始用于测谎的研究。

H

海洛因(heroin)

从鸦片中提取出来的,内含吗啡,但大脑也可产生微量吗啡,称为"脑内啡(Euosphiens)",可以和脑内啡的感受器结合,启动大脑报酬回路而使多巴胺大量涌出。海洛因可以使扣带回的激发降低,所以可以减轻疼痛、减低压力,使人有飘飘欲仙的感觉,但也可抑制某些生理功能,如呼吸、咳嗽。所以,可以做术后的止痛剂和严重咳嗽患者的止咳剂,但会成瘾,属于管制药毒品。

海马(hippocampus)

在边缘系统中,边缘体、胼胝体之下方,其状略像海马,故名。与记忆,尤其感觉记忆有关。

黑质(substantial nigra)

属基底核,有黑色素,故名。可产生多巴胺,对维持正常运动至为重要。黑质发生病变,细胞逐渐死亡减少,多巴胺也随之不足,谓之帕金森病。

亨丁顿舞蹈症(Huntington's disease)

病变是一种显性遗传疾病,致病基因在第4对染色体,病理改变在于纹状体抑制神经元的丧失。一般在30岁以后发病,肢体不自主运动,多于15年内死亡。

幻觉(hallucination)

在没有外在刺激下所产生的知觉谓之幻觉,是一种无中生有的知觉反常现象。

灰质(gray matter)

见"皮质"和"白质"。灰质中主要是神经细胞(及树突),活时为灰红色,死后变灰色。

J

基底核(basal ganglia)

基底核埋在前脑白质中,包括尾状核、尾核、苍白球、丘下核和黑质,黑质病变即有名的帕金森病。

脊髓(spinal cord)

延髓下便是脊髓,脊髓和脑相反,灰质在内(成蝴蝶形),白质在外,神经由后根传入后角,由前根传出。

胶质细胞(glial cell)

在脑内起填充、支持作用,散在神经元之间。

焦虑症(anxiety disorder)

人们对于一些难以解决而又必须解决的问题,心感焦虑,这是很自然的,与人的个性有关。从大脑机能分析,当然与边缘系统,尤其杏仁核等有关,但和大脑皮层前额叶的关系至为重要。如果是没有什么事情却依然焦虑的人,那就是不正常。治疗方法又各有不同,如虑病症等,心理谈话很重要,给少量的药物是必要的。我特别嘱咐药局不可直接告诉病人这是治焦虑的药,但又不可违反发药的原则,这对治疗效果很重要。

近事遗忘(ante-regress)

人们遗忘了发生不久的事请,一般上年纪的人会偶有这种现象;但若过于频繁,则应考虑请医生检查。

精神分裂(schizophrenia)

是重型精神病的一种,患者心智、情绪、意识分离,常在青年发病,有幻觉、妄想。过去用电疗法治疗,现在完全靠药物治疗。

镜像神经元(mirror neuron)

科学家发现动物看到人类进食,它也会流口水,也会模仿伙伴或人。这是因为在神经元中有镜像神经元,就像照镜子一样,这种镜像神经元对于动物的互相模仿、交流以及动物的演化有积极意义。

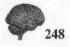

K

咖啡因(caffine)

咖啡中含有咖啡因,有兴奋作用。过去认为咖啡因有害身体,现在经过大量研究发现,喝咖啡对老人痴呆不但无害,反而有利,但最好不加糖及乳精,而且无心脏病禁忌者才适合饮用。

可卡因(cocaine)

是禁药的一种,可以阻挡多余的多巴胺被清除的机制,从而使多巴胺在脑中的量增加;同时也阻挡正肾上腺素和血清素的回吸收。这三种物质(多巴胺、去甲肾上腺素、血清素)分别会造成极乐、精力充沛和自信心上升,所以会让用药物者欣快不已。

恐惧症(phobia)

患者常对一些平时不会感到恐惧的事而感到严重的恐惧。例如惧高症,一般人习以为常的高度,患者都视为可怕之极,即使周围有护栏等,他仍然惧怕异常。对于日常发生的事,患者也常感大祸临头、恐惧不安,这与边缘系统,尤其是杏仁核,有密切关系。

扣带(回)(cingule)

在额叶内侧,最近的研究对之比较重视,认为与自由意志的"我"字有密切关系。

快乐丸(ecstasy)

可刺激制造血清张力素的细胞,产生大量血清张力素,使前额叶活化并产生非常飘飘欲仙的快感,很像抗忧患意识药的效应。但长期刺激细胞会使之早夭,造成长期抑郁症的危险。

快速动眼睡眠(rapid eye movement sleep)

睡眠时,由清醒至睡眠一般可经过几期,其中一期即是快速动眼睡眠期。

L

老年痴呆（advanced dementia）

多由阿尔茨海默病引起，需请医生鉴定。

理毛（grooming）

猴子也是群聚动物，公母猴子之间互相理毛，增加接触，这是动物的社交活动，也是演化过程所需要的。

M

迷幻药（hallucinogenic drug）

如摇头丸（LSD）和魔术草菇，会刺激血清素的制造并模仿其效应，除了激发额叶产生快感外，还会刺激颞叶，产生幻觉。

迷走神经（vagi）

是第 12 对脑神经，其末梢可释放乙酰胆碱，详见"乙酰胆碱"。

N

脑卒中（stroke）

包括脑出血、脑血栓形成、脑栓塞，也有的人认为蛛网膜下腔出血也包括在内。脑出血预后和出血量大小及处理是否恰当有关，病人多突然剧烈头痛，甚至昏迷。最常见的出血部位是大脑内囊，故清醒后常有偏瘫，根据出血在左脑还是右脑决定有无失语。脑出血和脑血栓形成都是在动脉硬化基础上发生的，脑血栓形成发病较慢，往往是发现病人口角歪斜或行动不便，遂立即送医急诊。脑栓塞常是因骨折后脂肪脱落所成栓子，比较少见，且不一定发生于老年人。

脑电图（electrocephalogram）

大脑活动时产生动作电位，由导线至记录器即为脑电图。对癫痫的诊断非常有用，做睡眠研究时也往往配合脑电图；测谎时可做参考（配合心律、血压

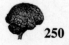

等),但功能性核磁共振(fMRI)更准确些,但也不是万能的。

脑干(brainstem)

包括脑桥、中脑、延髓,维持生命有关的呼吸、循环等重要中枢皆在此,故又名"生命中枢"。

脑内啡肽(endorphin)

见"海洛因"。

脑桥(pons)

是脑干的组成部分之一,见"脑干"。

脑神经(cranical nerve)

共 12 对,即嗅神经、视神经、动眼神经、滑车神经、三叉神经、外展神经、面神经、听神经、舌咽神经、迷走神经、副神经、舌下神经。

尼古丁(nicotine)

模仿多巴胺和细胞表面受体结合的方式来激发多巴胺神经元,和多巴胺大量涌出一样。但尼古丁很快就会使神经元去敏感化,效应就消失了,它也影响制造乙酰胆碱的神经元,故与警觉性和记忆也有一些关系。

颞叶(temporal lobe)

是大脑皮质四叶之一,在较侧面,与听觉、运动、记忆、情绪有关。

P

皮质(cortex)

大脑在演化过程中,由旧大脑表面生成皮质,称为"大脑皮质(新大脑)",也称"大脑皮层"。灵长类动物中,人类的大脑皮质尤其发达,智能也增加了。

皮质醇(cortisol)

皮质醇可不是大脑皮质分泌产生的,而是肾上腺皮质产生的,肾上腺髓质产生肾上腺素,而皮质产生皮质醇,又名"肾上腺皮质激素"。过去,有的运动员偷服之,可以暂时增加精神和体力,而且有明显的抗老化作用,故临床上常会被使用,但不可滥用。

Q

前额叶皮质（prefrontal cortex）

大脑半球可分额、顶、枕、颞四叶。额叶在最前面，而额叶的前面则更重要，在眼眶上部的前额叶皮质尤其重要，它是思维、判断和决定的所在，是"我"这个字的所在。前额叶若被破坏，人就完全丧失了智能，更无法读"语言""文字"。也有的人因前额叶病变，出现色情狂等严重危害社会的行为。

前额叶切除术（prefrontal lobectomy）

80~90年前，对精神分裂症严重者，没有任何方法可治，只有采取前额叶切断的手术。患者术后平静，动作迟缓，没有发声行为，智力仅可维持生活基本自理，后来即遭禁用。但其研究价值甚为宝贵，因为今后再也不可能有这么多的病例。

前扣带皮质（anterior cingulated cortex）

见"扣带（回）"。

前运动皮质（premotor neuron）

大脑皮质中央前回沟是两个区的重要分界线，沟前是皮质运动区，沟后是皮质感觉区，运动区之前有称为"前运动皮质"者，和运动的准备及精细运动等有密切关系。

丘脑（thalamus）

过去称之为"视丘"，对旧大脑动物属相当高级的脑，运动及各种传入信息都经过此处。和下丘脑一起，对机体的调节及信息上传大脑起着枢纽作用。

去甲肾上腺素（norepinephrine）

为神经传导物质，主要由脑部或交感神经系统的节后神经元轴突末梢所分泌，具多方面功能，可使小动脉收缩、血压上升，刺激神经，使人精力充沛。

S

深层脑部刺激术（deep - brain stimulation）

神经科医师在对深层脑部穿刺时，偶然发现病人的症状消失，于是发现了

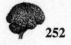

大脑，你在忙什么？

某几种神经精神疾病,可用脑部深层刺激进行治疗。

神经元(neuron)

神经细胞,又名"神经元"。神经元有树状突和轴突,轴突可甚长,而树状突则短而茂密,神经元之间以突触相隔,介质常作用其中。神经元死后不易再生,由胶质细胞代替。

树突(dendric)

神经元有树突(短而密)及轴突(细长),详见"轴突"。

栓塞(embolism)

血管中有异物,包括凝结之血块,随血液流至管径不够粗大之血管并堵塞,则形成栓塞。阻塞处以下如无良好的侧枝循环,组织将发生坏死(梗死);如堵塞发生在脑部,则可能造成瘫痪,以致失语。

T

突触(synapse)

神经元相接触之处,有一狭小腔隙,叫作"突触",或更强调而称为"突触间隙",神经介质往往在核部位发生作用。

妥瑞氏症(Tourette syndrome)

患者面部有不自主的运动,经常发出不正常的声音,是大脑额叶不正常所致;而这些无意识的动作是由壳核发出的。

W

威尼基区(Wernicke's area)

与布罗卡区共称为"语言区"。此区受伤害时,将发生语言障碍。

尾状核(caudate)

和强迫症有关。有洁癖的人想象身体肮脏的时候,尾核和眼眶皮质会剧烈兴奋,扣带回也跟着兴奋,表示强烈的不爽。大洗一番以后,尾状核等暂时平息,但不久又故态复萌,老兄又得大洗一番了。

X

小脑（cerebellum）

是脊椎动物脑的一部分，位于大脑下方，脑桥上方，与肌肉协调及维持身体平衡有密切关系。

杏仁体（amygdala）

小小的细胞组织，深藏于颞叶中。从感觉器官送来的信息到达杏仁体后，它立即进行初步分析，辨认是"好的"还是"坏的"信息，一方面立即上传大脑额叶，一方面自身做好准备，如逃跑或战斗。和恐惧等情绪密切相关，但也有积极的一面。

穴位（acupuncture points）

中医针灸的部位，原理仍在探讨；人体共有 300 多个穴位。

血清张力素（serotonin）

即 5-羟色胺，上述之血清素全称，可维持正常较欣快的情绪。

血栓（thrombus）

血液如在血管内凝固即为血栓；脱落则形成血栓栓子，堵塞血管。

Y

鸦片类药物（opium）

见"海洛因"。

眼睑匝肌（orbicularis oculi）

和眼外部肌肉运动、表情有关，测谎时需要注意、分析，主要是和眼角的上下运动有关。

眼球震颤（saccade）

有些脑神经疾患，如小脑病变，常有明显之震颤症状。

胰岛素（insulin）

由胰脏内之胰岛分泌，可以使血糖（葡萄糖）变成肝糖元（多糖）进行贮藏，

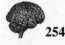

亦能促进血糖的利用,故可使血糖降低。胰岛素缺乏时,血糖升高,超过肾脏阈值时会由尿中排出,即所谓之糖尿病。

乙酰胆碱(acetylcholine)

神经传导物质,见于脑、脊髓、自律神经系统之神经节以及副交感神经的节后神经,后者可使心律减慢。

抑郁(depression)

神经官能症患者也可能有抑郁症状,但与抑郁症的不同之处在于后者有自杀倾向。治疗抑郁症用百忧解一类药物,可提高血清素浓度,可明显改善症状。

意识(consciousness)

一般医学上所谓之意识,通常是指清醒与否,而神经精神学所指的意识则是指认知、感觉、概念等。

运动皮质(motor cortex)

在大脑中央前回之前,见"前运动皮质"。

Z

躁狂抑郁症(manic－depression disorder)

是精神病的一种,特点是躁狂与抑郁交替发生。过去用电击法治疗,获得不错的效果,现在都用药物治疗。

枕叶(occipital lobe)

在大脑两半球之最后,主要对视觉非常重要。

智商(intelligence quotient,IQ)

用以表示动物的智力高低,对人类来说,主要看其分析理解力、推论判断能力、学习成绩、工作表现等,语言、文字能力当然也是判断 IQ 的重要项目之一。

轴突(axon)

神经元有树状突和轴突,后者外有髓鞘,故成白色,轴突可以很长。最近UCLA 等研究机构送给我们一些轴突的特殊照片,真是令人叹为观止。

左旋多巴(L-dopa)

帕金森病患者主要是脑中黑质细胞不断大量死亡,因黑质细胞是制造多巴胺的细胞,因此多巴胺跟着大量减少。患者会产生运动困难、步态特殊的症状。左旋多巴胺可透过血脑屏障进入脑中,故可缓解症状。

(一)中文专著及文献

[1] 葛珍尼加. 大脑、演化、人[M]. 钟沛君,译. 香港: 城邦花园出版社,2011.

[2] 阿玛特,王声宏. 大脑开窍手册[M]. 杨玉龄,译. 台北:天下文化出版社,2008.

[3] 卡特. 大脑的秘密档案(增新版)[M]. 洪兰,译. 台北:远流出版事业公司,2011.

[4] 卡尔文,黄敬伟. 大脑如何思考[M]. 陈雅茜,译. 台北:天下文化出版社,1997.

[5] 尹在信. 大脑讲义[R]. 台湾医学院,2001.

[6] 冯琼涵. 人体疾病大图解[M]. 高淑珍,陈滢如,译. 台北:远先文化出版社,2011.

[7] 徐刚,张明伦. 科学与艺术的结合[J]. 台湾医界,2011,54(10):56.

[8] 卢兆麟. 训练右脑培养天才儿童[M]. 台北:创意力文化事业公司,1987.

[9] 赵复园. 失智症之认识及预防[R]. 新北市卫生局,2001.

[10] 汤丽玉. 台湾失智人口增长速度超过全球[J]. 中国时报,2012,4(12).

[11] 洛伊德,强生. 疗愈密码[M]. 张琇云,译. 台北:方智出版社,2012.

[12] 米山公启. 唤醒大脑本能的思考法[M]. 慕乐,译. 台北:商周出版社,2012.

[13] 布诺曼诺. 大脑有问题?! [M]. 萧秀姗,黎敏,译. 台北:商周出版社,2012.

[14] 史威尼. 大脑骗局[M]. 郑方逸,译. 台北:大石国际文化出版社,2012.

(二)英文专著

[1] BLAKEMORE G B, GREENFIELD S A. Mindwaves: Thoughts on intelli-

gence, Identity and Consciousness[M]. Oxford: Basil Black-well, 1987.

[2] BLOOM F E, LAZERSON A. Brain, Mind, and Behavior[M]. New York: W. H. Freeman and Co. , 1988.

[3] CHURCHLAND P S, SEJNOWSKI T J. The Computational Brain[M]. Cambridge: MIT Press, 1992.

[4] CONSIZ P. The Enchanted Loom[M]. Oxford: Oxford University Press, 1991.

[5] GICK F. The Astonishing Hypothesis: The Scientific Search for the Soul [M]. New York: Macmillian Publishing Co. , 1994.

[6] GRLILNCIN A. Addiction: From Biology to Drug Policy[M]. New York: W. H. Freeman and Co. , 1994.

[7] GRAEFIELD S A. Journey to the Centers of the Mind: Toward a Science of Consciousness[M]. New York: W. H. Freeman & Co. ,1995.

[8] KULL H, WHISHAW I Q. Fundamentals of Human Psychology[M]. New York: W. H. Freeman and Co. , 1990.

[9] LEVITNN I B, KAZMAREK L. The Neuron:Cell and Molecular Biology [M]. New York: Oxford University Press, 1991.

[10] OSWALD S. Principles of Cellular, Molecular, and Developmental Neuroscience[M]. New York: Springer – Verlag, 1989.

[11] PINEL J P J. Biopsychology[M]. 2nd ed. Boston: Allyn and Bacon, 1993.

[12] ROSE S. The Making of Memory: From Molecules to Mind[M]. London: Bantam Press, 1992.

[13] SCOTT A. Stairway to the Mind[M]. New York: Springer-Verlag, 1995.

[14] SHEPHERD G S. Neurobiology[M]. Oxford: Oxford University Press, 1983.

[15] SMITH J. Senses and Sensibilities[M]. New York: John Wiley and Sons, Inc. , 1989.

参考文献

[16] ZEKI S. A Vision of the Brain [M]. Oxford: Blackwell Scientific, 1993.

[17] FRACKOWIAK, RICHARD, et al. Human Brain Function [M]. New York: Academic Press, 1988.

[18] FRITH, CHRIS. Making Up the Mind: How the Brain Creates our Mental World [M]. Oxford: Blackwell Publishing, 2007.

[19] SCHACTER, DANIEL L. The Seven Sins of Memory: How the Mind Forgets and Remembers [M]. New York: Mariner Books, 2002.

[20] SILK, KENNETH R. Biological and Neurobehavioural Studies of Borderline Personality Disorder [M]. Washington: America Psychiatric Press, 1994.

[21] TEMPLE, CHRISTINE. The Brain [M]. Harmondsworth: Penguin, 1993.

[22] TOATES F. Obsessional Thoughts and Behavior [M]. Thorsons, 1990.

[23] WOLF M. Maryanne Proust and Squid: The story and Science of the Reading Brain [M]. New York: Harper Perennial, 2008.

(三) FROM THE SCIENTIFIC AMERICAN LIBRARY SERIES

[1] BARONDES S H. Molecules and Mental Illness [M]. Scientific American, 1993.

[2] HOBSON J A. Sleep [M]. Scientific American Library paperback series, 1989.

[3] POSNER M I, RAICHLE M E. Images of Mind [M]. Scientific American Library paperback series, 1994.

[4] RICKLEFS R E, FINCH C E. Aging: A Natural History [M]. Scientific American Library paperback series, 1995.

[5] SNYDER S. Drugs and the Brain [M]. Scientific American Library paperback series, 1986.

(四) 英文文献

[1] BINDER J R, FROST J A, HAMMEKE T A, et al. Human brain areas i-

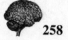

大脑，你在忙什么？

dentified by functional magnetic resonance imaging[J]. Journal of Neuro-science, 1997, 17(1): 353 – 362.

[2] BISHOP D V M. Listening out of subtle deficits[J]. Nature, 1997, 387 (6629): 129.

[3] COHEN P. Hunting the language gene[J]. New Scientist, 157: 2119.

[4] COREN S, HELPERN D E. Left – handedness: a marker for decreased survival fitness[J]. Psychological Bulletin, 1991, 109: 90 – 106.

[5] DAMASIO, ANTONIO R. Neuropsychology: towards a neuropathology of emotion and mood[J]. Nature, 1997, 386(6527): 769.

[6] DONNAN G A, DARBY D G, SALING M M. Identification of brain re-gion for coordination speech articulation [J]. The Lancet, 1997, 349 (9047): 221.

[7] FARNHAM F R, RITCHIE C W, JAMES D V, et al. Pathology of love [J]. The Lancet, 1997, 350(9079): 710.

[8] FINN, ROBERT. Different minds[J]. Discovery, 1991, 6.

[9] FLETCHER P, HAPPE F, FRITH U, et al. Other minds in brain – a functional imaging study of "theory of mind" in story comprehension[J]. Cognition, 1995, 57: 109 – 128.

[10] FRITH C D. Functional imaging and cognitive abnormalities[J]. The Lancet, 1995, 346(8975): 615 – 620.

[11] KIM K H S, RELKIN N R, LEE K M, et al. Distinct cortical areas as-sociated with native and second languages[J]. Letter to Nature, 1997, 388(6538): 171.

[12] MAGUIRE E A, FRACKOWIAK R S J, FRITH C D. Recalling routes around London: activation of the right hippocampus in taxi-drivers[J]. Journal of Neuroscience, 1997, 17: 7103 – 7110.

[13] WILSON M A, MCNAUGHTON B L. Reactivation of hippocampal en-semble memories during sleep[J]. Science, 1994, 7(19): 676 – 679.

[14] OOMURA Y, AOU S, KOYAMA Y, et al. Central control of sexual be-

参考文献

havior[J]. Brain Research Bulletin, 1998, 20: 863 – 870.

[15] PANTEV C, OOSTENVELD R, ENGELIEN A, et al. Increased auditory cortical representation in musicians[J]. Nature, 1998, 392(6678): 81.

（五）前页的中英文参考文献对于一般专业人士已经够用，以下之参考文献是为研究工作者参考之用的。我认为对一般非专业人士而言，中文的参考文献已经够用，英文参考文献仅是备查而已。至于以下之参考文献，虽然都很新，都是 2000 年以后出版的，但所涉及的问题太专太窄，绝对不适合一般大众，仅供进行研究工作的专业人员参考，特此说明，以免误导。

[1] AASLAND W A, BAUM S R. Temporal parameters, as cues to phrasal boundaries: A comparison of processing by left-and right-hemisphere brain-damaged individuals[J]. Brain and Language, 2003, 87: 385 – 399.

[2] ACKERMAN J M, NOCERA C C, BARGH J A. Incidental haptic sensations influence social judgments and decisions[J]. Science, 2010, 328: 1712 – 1715.

[3] ADOLPHS, R. Fear, faces, and the human amygdala[J]. Current Opinion in Neurobiology, 2008, 18, 166 – 172.

[4] ARIELY C, FIELD A P. Vicarious learning and the development of fears in childhood[J]. Behaviour Research and Therapy, 2007, 45: 2616 – 2627.

[5] BEAR M F, CONNOR B W, PARADISO M. Neuroscience: Exploring the brain[M]. Deventer: Lippincott, Williams & Wilkins, 2007.

[6] BWOLES S. Did warfare among ancestral hunter – gatherers affect the evolution of human social behaviors? [J]. Science, 2009, 324: 1293 – 1298.

[7] BRADY T F, KONKLE T, ALVAREZ G A, et al. Visual long-term memory has massive storage capacity for object details[J]. Proceedings of the National Academy of Sciences, USA, 2008, 105(14): 325 – 314, 329.

大脑，你在忙什么？

[8] BRAFMAN O, BRAFMAN R. Sway: The irresistible pull of irrational behavior[M]. New York: Doubleday, 2008.

[9] CASTEL A D, MCCABE D P, ROEDIGER H L, et al. The dark side of expertise: Domain-specific memory errors [J]. Psychological Science, 2007, 18: 3 - 5.

[10] CHUN M M, TURK-BROWNE N B. Interactions between attention and memory[M]. Current Opinion in Neurobiology, 2007, 17: 177 - 184.

[11] CLAY F, BOWERS J S, DAVIS C J, et al. Teaching adults new woods: The role of practice and consolidation[J]. Journal of Experimental Psychology: Learning, Memory, and Cognition, 2007, 33: 970 - 976.

[12] CLIPPERTON A E, SPINATO J M, CHERNETS C, et al. Differential effects of estrogen receptor alpha and beta specific agonists on social learning of food preferences in female mice[J]. Neuropsychopharmacology, 2008, 9: 760 - 773.

[13] DE MARTINO B, KUMARAN D, SEYMOUR B, et al. Frames, biases, and rational decision-making in the human brain[J]. Science, 2006, 313: 684 - 687.

[14] FIETE I R, SENN W, WANG C Z H, et al. Spike time dependent plasticity and heterosynaptic completion organize network to produce long scale-free sequences of neural activity[J]. Neuron, 2010, 65: 563 - 576.

[15] GALDI S, ARCURI L, GAWRONSKI B. Automatic mental associations predict future choices of undecided decision-makers[J]. Science, 2008, 321: 1100 - 1102.

[16] GOLD J I, SHADLEN M N. The neural basis of decision making[J]. Annual Review of Neuroscience, 2007, 30: 535 - 574.

[17] GOLDMAN M S. Memory without feedback in a neural network[J]. Neuron, 2009, 61: 621 - 634.

[18] GOULD E. How widespread is adult neurogenesis in mammals? [J].

参考文献

Nature Reviews Neuroscience, 2007, 8: 481 –488.

[19] HAN J H, KUSHNER S A, YIU A P, et al. Selective erasure of a fear memory[J]. Science, 2009, 323: 1492 –1496.

[20] HARDT O, EINARSSON E O, NADER K. A bridge over troubled water: Reconsolidation as a link between cognitive and neuroscientific memory research traditions[J]. Annual Review of Psychology, 2010, 61: 141 –167.

[21] HARRIS S, KAPLAN J T, CURIEL A, et al. The neural correlates of religious and nonreligious belief[J]. PloS ONE, 2009, 4, e7272.

[22] HERCULANO-HOUZEL S. The human brain in numbers: A linearly scaled-up primate brain[J]. Frontiers in Human Neuroscience, 2009, 3: 1 –11.

[23] HERRY C, CIOCCHI S, SENN V, er al. Switching on and off fear by distinct neuronal circuits[J]. Nature, 2008, 454: 600 –606.

[24] HOLTMAAT A, SVOBODA K. Experience – dependent structural synaptic plasticity in the mammalian brain[J]. Nature Reviews Neuroscience, 2009, 10: 647 –658.

[25] HOOD B. Supersense: Why we believe in the unbelievable[M]. New York: Harper Collins, 2008.

[26] JEON D, KIM S, CHETANA, M, et al. Observational fear learning involves affective pain system and Cav1. 2 Ca2 + channels in ACC[J]. Nature Neuroscience, 2010, 13: 482 –488.

[27] JIN DZ, FUJII N, GRAYBIEL A M. Neural representation of time in cortico-basalganglia circuits[J]. Proceedings of the National Academy of Sciences (USA), 2009,106(19): 156 –19,161.

[28] KABLE J W, GLIMCHER P W. The neural correlates of subjective value during intertemporal choice[J]. Nature Neuroscience, 2007, 10: 1625 –1633.

[29] KIM B K, ZAUBERMAN G. Perception of anticipatory time in temporal

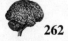

discounting[J]. Journal of Neuroscience, Psychology, and Economics, 2009, 2: 91 - 101.

[30] KINGDOM F A, YOONESSI A, GHEORGHIU E. The leaning tower illusion: A new illusion of perspective[J]. Perception, 2007, 36: 475 - 477.

[31] KLEIN J T, DEANER R O, PLATT M L. Neural correlates of social target value in macaque parietal cortex[J]. Current Biology, 2008, 18: 419 - 424.

[32] KNUTSON B, WIMMER G E, RICK S, et al. Neural antecedents of the endowment effect[J]. Neuron, 2008, 58: 814 - 822.

[33] KOENIGS M, TRANEL D. Prefrontal cortex damage abolishes brand-cued changes in cola preference[J]. Social Cognitive and Affective Neuroscience, 2008, 3: 1 - 6.

[34] LAENG B, OVERVOLL M, STEINSVIK O. Remembering 1500 pictures: The right hemisphere remembers better than the left[J]. Brain and Cognition, 2007, 63: 136 - 144.

[35] LEDOUX M A, O'DOHERTY J E, NICOLELIS M A L. Decoding of temporal intervals from cortical ensemble activity[J]. Journal of Neurophysiology, 2008, 99: 166 - 186.

[36] LIEBERMAN D A, CARINA A, VOGEL M, et al. Why do the effects of delaying reinforcement in animals and delaying feedback in humans differ? A working-memory analysis[J]. Quarterly Journal of Experimental Psychology, 2008, 61: 194 - 202.

[37] LIU J K, BUONOMANO D V. Embedding multiple trajectories in simulated recurrent neural networks in a self-organizing manner[J]. Journal of Neuroscience, 2009, 29(13): 172 - 173,178.

[38] LOEWENSTEIN G, BRENNAN T, VOLPP K G. Asymmetric paternalism in improve health behaviors[J]. Journal of the American Medical Association, 2007, 298: 2415 - 2417.

参考文献

[39] LONG M A, JIN D Z, FEE M S. Support for a synaptic chain model of neuronal sequence generation[J]. Nature, 2010, 468: 394 –399.

[40] LOSIN E A R, DAPRETTO M, IACOBONI M. Culture in the mind's mirror: How anthropology and neuroscience can inform a model of the neural substrate for cultural imitative learning[J]. Progress in Brain Research, 2009, 178: 175 –190.

[41] MERABET L B, PASCUAL-LEONE A. Neural reorganization following sensory loss: The opportunity of change [J]. Nature Reviews Neuroscience, 2010, 11: 44 –52.

[42] MILEKIC M H, ALBERINI C M. Temporally graded requirement for protein synthesis following memory reactivation[J]. Neuron, 2002, 36: 521 –525.

[43] MILES L K, NIND L K, MACRAE C N. Moving through time[J]. Psychological Science, 2010, 21: 222 –223.

[44] MINEKA S, ZINBARG R. A contemporary learning theory perspective on the etiology of anxiety disorders: It's not what you thought it was[J]. American Psychologist, 2006, 62: 10 –26.

[45] MONFILS M H, COWANSAGE K K, KLANN E, et al. Extinction-reconsolidation boundaries: Key to persistent attenuation of fear memories [J]. Science, 2009,324: 951 –955.

[46] MOREWEDGE C K, KAHNEMAN D. Associative processes in intuitive judgment[J]. Trends in Cognitive Science, 2010, 14: 435 –440.

[47] MOSELEY G L, ZALUCKI N M, WIECH K. Tactile discrimination, but not tactile stimulation alone, reduces chronic limb pain [J]. Pain, 2008, 137: 600 –608.

[48] MRSIC-FLOGEL T D, HOFER S B, OHKI K, et al. Homeostatic regulation of eye-specific responses in visual cortex during ocular dominance plasticity[J]. Neuron, 2007, 54: 961 –972.

[49] NIEDER A, MERTEN K. A labeled-line code for small and large nu-

大脑,你在忙什么?

merosities in the monkey prefrontal cortex[J]. Journal of Neuroscience, 2007, 27: 5986 – 5993.

[50] NOSEK B A, SMYTH F L, SRIRAM N, et al. National differences in gender-science stereotype predict nation sex differences inscience and math achievement[J]. Proceedings of the National Academy of Sciences (USA), 2009, 106(10): 10593 – 10597.

[51] O'DOHERTY J P, BUCHANAN T W, SEYMOUR B, et al. Predictive neural coding of reward preference involves dissociable responses in human ventral midbrain and ventral striatum[J]. Neuron, 2006, 49: 157 – 166.

[52] PARKER E S, CAHILL L, MCGAUGH J L. A case of unusual autobiographical remembering[J]. Neurocase, 2006, 12: 35 – 49.

[53] PEZDEK K, LAM S. What research paradigms have cognitive psychologists used to study "False memory", and what are the implications of the choices? [J]. Consciousness and Cognition, 2007, 16: 2 – 17.

[54] PIERRE L S S, PERSINGER M A. Experimental facilitation of the sensed presence is predicted by the specific patterns of the applied magnetic fields, not by suggestibility: Re-analyses of 19 experiments[J]. International Journal of Neuroscience, 2006, 116: 1079 – 1096.

[55] PURVES D, BRANNON E M, CABEZA R, et al. Principles of cognitive neuroscience[M]. Sunderland, MA: Sinauer, 2008.

[56] QUIRK G J, GARCIA R, GONZALEZ-LIMA F. Prefrontal mechanisms in extinction of conditioned fear[J]. Biological Psychiatry, 2006, 60: 337 – 343.

[57] RATCLIFF R, MCKOON G. The diffusion decision model: Theory and data for two-choice decision tasks[J]. Neural Computation, 2008, 20: 873 – 922.

[58] RAUSCHECKER J P, LEAVER A M, MUHLAU M. Tuning out the noise: Limbic-auditory interactions in tinnitus[J]. Neuron, 2010, 66:

参考文献

819 – 826.

[59] REDKER C, GIBSON B. Music as an unconditioned stimulus. Positive and negative effects of country music on implicit attitudes, explicit attitudes, and brand choice [J]. Journal of Applied Social Psychology, 2009, 39: 2689 – 2705.

[60] SADAGOPAN S, WANG X. Nonlinear spectrotemporal interactions underlying selectivity for complex sounds in auditory cortex[J]. Journal of Neuroscience, 2009, 29(11): 11192 – 11202.

[61] SAH P, WESTBROOK R F, LUTHI A. Fear conditioning and long-term potentiation in the amygdala[J]. Annals of the New York Academy of Sciences, 2008, 1129: 88 – 95.

[62] SCHACTER D L, ADDIS D R. Constructive memory: The ghosts of past and future[J]. Nature, 2007, 445: 27 – 72.

[63] SCHACTER D L, WIG G S, STEVENS W D. Reductions in cortical activity during priming[J]. Current Opinion in Neurobiology, 2007, 17: 171 – 176.

[64] SCHILLER D, MONFILS M H, RAIO, C M, et al. Preventing the return of fear in humans using reconsolidation update mechanisms[J]. Nature, 2010, 463: 49 – 53.

[65] TAKI Y, KINOMURA S, SATO K, et al. A longitudinal study of gray matter volume decline with age and modifying factors[J]. Neurobiology of Aging, 2011, 32(5): 907 – 915.

[66] THALER R H, SUNSTEIN C R. Nudge: Improving decisions about health, wealth and happiness[M]. New York: Penguin, 2008.

[67] TILL B D, STANLEY S M, RANDI P R. Classical conditioning and celebrity endorsers: An examination of belongingness and resistance to extinction[J]. Psychology and Marketing, 2008, 25: 179 – 196.

[68] TOLLENAAR M S, ELZINGA B M, SPINHOVEN P, et al. Psychophysiological responding to emotional memories in healthy young men after

cortisol and propranolol administration[J]. Psychopharmacology(Berl),
2009, 203: 793 – 803.

[69] TOM S M, FOX C R, TREPEL C, et al. The neural basis of loss aversion indecision-making under risk[J]. Science, 2007, 315: 515 – 518.

[70] TURRIGIANO G. Homeostatic signaling: The positive side of negative feedback[J]. Current Opinion in Neurobiology, 2007, 17: 318 – 324.

[71] VALLAR G, RONCHI R. Somatoparaphrenia: A body delusion. A review of the neuropsychological literature [J]. Experimental Brain Research, 2009, 192: 533 – 551.

[72] VARTIAINEN N, KIRVESKARI E, KALLIO-LAINE K, et al. Cortical reorganization in primary somatosensory cortex in patients with unilateral chronic pain[J]. Journal of Pain, 2009, 10: 854 – 859.

[73] VOGT S, MAGNUSSEN S. Long-term memory for 400 pictures on a common theme[J]. Experimental psychology, 2007, 54: 298 – 303.

[74] WABER R L, SHIV B, CARMON Z, et al. Commercial features of placebo and therapeutic efficacy[J]. Journal of the American Medical Association, 2008, 229: 1016 – 1017.

[75] WADE K A, SHARMAN S J, GARRY M, et al. False claims about false memory research [J]. Consciousness and Cognition, 2007, 16: 18 – 28.

[76] WADE N. The faith instinct[M]. New York: Penguin, 2009.

[77] WHITEN A, SPITERI A, HORNER V, et al. Transmission of multiple traditions within and between chimpanzee groups[J]. Current Biology, 2007, 17: 1038 – 1043.

[78] WILKOWSKI B M, MEIER B P, ROBINSON M D, et al. "Hotheaded" is more than an expression: The embodied representation of anger in terms of heat[J]. Emotion, 2009, 9: 464 – 477.

[79] WILLIAMS J M, OEHLERT G W, CARLIS J V, et al. Why do male chimpanzees defend a group range? [J]. Animal Behaviour, 2004, 68:

523 - 532.

[80] WILLIAMS L E, BARGH J A. Experiencing physical warmth promotes interpersonal warmth[J]. Science, 2008, 322: 606 - 607.

[81] WILSON D S, WILSON W O. Rethinking the theoretical foundation of sociobiology[J]. Quarterly Review of Biology, 2007, 82: 327 - 347.

[82] WISE S P. Forward frontal fields: Phylogeny and fundamental function [J]. Trends in Neurosciences, 2008, 31: 599 - 608.

[83] WITTMANN M, PAULUS M P. Decision making, impulsivity and time perception[J]. Trends in Cognitive Science, 2007, 12: 7 - 12.

[84] YANG G, PAN F, GAN W B. Stably maintained dendritic spines are associated with lifelong memories[J]. Nature, 2009, 462: 920 - 924.

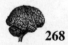

大脑,你在忙什么?

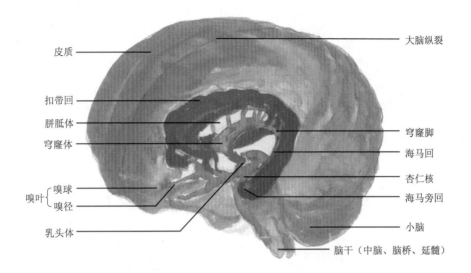

皮质 —— 大脑纵裂

扣带回 ——
胼胝体 ——
穹窿体 —— 穹窿脚
海马回
杏仁核
嗅叶 { 嗅球
嗅径 海马旁回
乳头体 小脑

脑干（中脑、脑桥、延髓）

大脑的构造（大脑边缘系统透视图）

脑是人类所有活动和身体机能的控制中心，
成人脑部重量有1 300~1 500千克。大脑的
边缘系统主管食欲和性欲等本能的欲求，
以及快乐、不快乐、愤怒、恐惧、不安等
原始感觉。

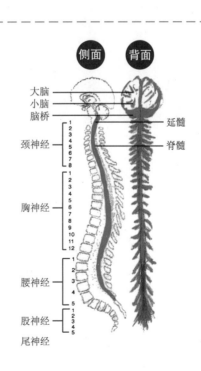

侧面　背面

大脑
小脑
脑桥 延髓
颈神经 脊髓

胸神经

脊髓的脊髓神经

腰神经

股神经

尾神经

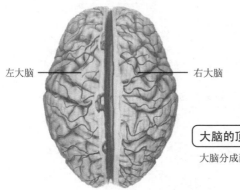

左大脑 — — 右大脑

大脑的顶面

大脑分成两半，两侧大小及表面血管分布无大差别。

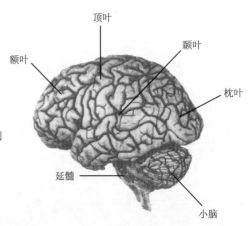

顶叶

颞叶

额叶

枕叶

大脑的左侧面

大脑可分成额叶（在前）、顶叶（在上）、颞叶（在下）及枕叶（在后）。右图可看到小脑及延髓。

延髓

小脑

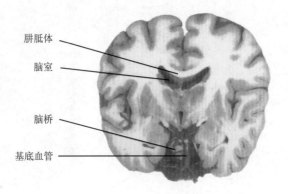

胼胝体

脑室

脑桥

基底血管

大脑中部额切面

可见两半球之间有脑室、脑桥及基底血管，两半球由胼胝体相连。

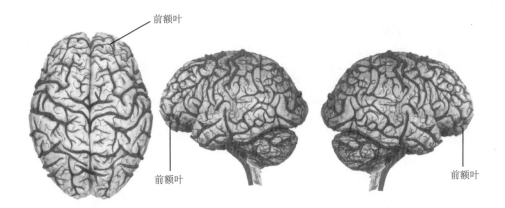

前额叶

前额叶

前额叶

大脑动脉血管分布及大脑前额叶

大脑表面血管分布丰富，但不常引起脑卒中。大脑前额叶与注意力、判断及冲动控制有关，如果长了肿瘤或发生功能障碍，易产生杀人及暴力攻击行为。

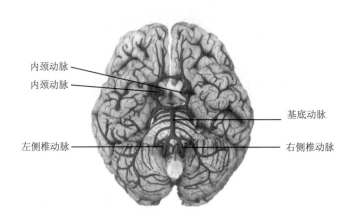

内颈动脉

内颈动脉

基底动脉

左侧椎动脉

右侧椎动脉

脑部底侧血管分布

右侧与左侧椎动脉在脑部的底侧汇合形成一条基底动脉。基底动脉在脑部底侧与内颈动脉在一个环状血管交会、一同参与脑部血液的供应。这个环状血管叫作"威利环"。这个威利环提供了一个保护机制，若是其中一条动脉阻塞，威利环还是可以正常供应血液给脑部。

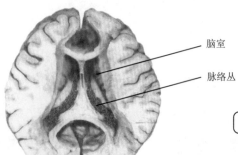

脑室

脉络丛

脑室的脉络丛

脑脊液主要由位于脑室的脉络丛所产生。脑脊液主要功能是缓冲，如同垫子，保护脑部减少损伤。对脑部有害的代谢物质、药物以及其他物质都经脑脊液带离脑部。

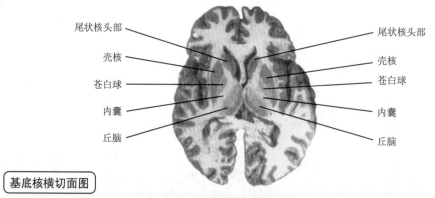

尾状核头部

壳核

苍白球

内囊

丘脑

尾状核头部

壳核

苍白球

内囊

丘脑

基底核横切面图

基底核包括苍白球、尾核、丘脑和壳核区域，这些脑部区域主要负责动作的协调，基底核的病变可导致运动和认知障碍，帕金森病为基底核病变所引起的运动障碍。内囊是脑出血的常见位置。

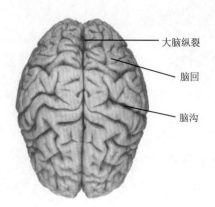

大脑纵裂

脑回

脑沟

大脑皱褶

大脑被大脑纵裂平均分为左右两半，即所谓大脑半球，大脑表面是大脑皮层的灰质，为神经细胞所组成。皱褶不平，突起的叫"回"，凹下的叫"沟"，如把褶皱拉平，其面积比原来增加三倍。大部分的人脑回与脑沟的分布形式相同，但是没有两个脑长得一模一样。

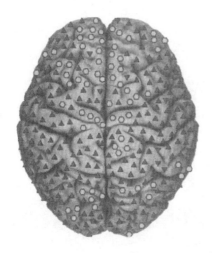
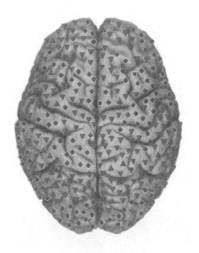

正常儿童大脑波形正常异常分布图　　　　　异常儿童大脑波形正常异常分布图

BEST/正常

BETTER/标准

GOOD/可自体修复

POOR/衰弱

BAD/受损

DANGER/危险

微核磁共振如何诊断儿童脑部疾病

正常和异常儿童大脑MMRI之比较。正常者以黄色及浅棕色正三角形为主，而异常者以棕色倒三角及深棕色菱形（有绿色边）为主，表示为显著异常。

大脑白质神经纤维连络传导图

美国加州大学洛杉矶分校神经成像实验室用最新的研究方法，取得大脑白质神经纤维连络传导图像，对脑神经科学家来说，这些研究成果相当珍贵，有助于人类进一步了解脑部疾病成因与对治方法，如阿尔茨海默病、多发性硬化等。
（图片来源：Courtesy of the Laboratory of Neuro Imaging at UCLA and Martinos Center for Biomedical Imaging at MGH, Human Connectome Project – www.humanconnectomeproject.org）

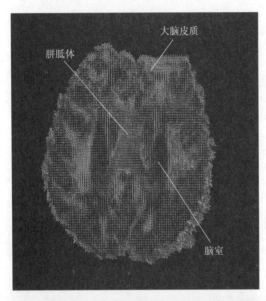

大脑皮质

胼胝体

脑室

使用高解析磁振造影技术，观察人类大脑白质神经纤维的方向，红色表示神经纤维由左向右进行，蓝色表示神经纤维由上向下进行，绿色表示神经纤维由前向后进行。图像显示颜色变化多，表示神经纤维进行方向的错综复杂。

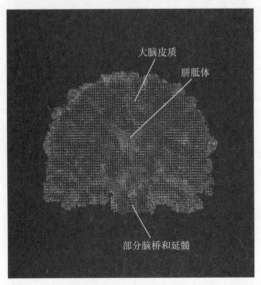

大脑皮质

胼胝体

部分脑桥和延髓

胼胝体主要功能是联络左右大脑，神经纤维须左右相连，因此同图一呈现红色影像。

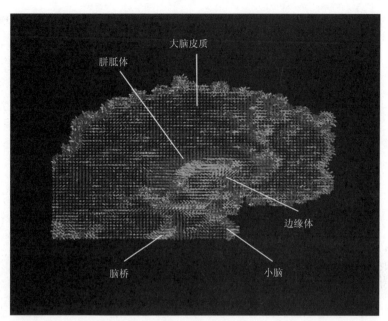

大脑皮质

胼胝体

边缘体

脑桥

小脑

使用高解析磁振造影技术取得的大脑半球内侧神经纤维分布图像，可看到
大脑皮质、胼胝体及边缘体。

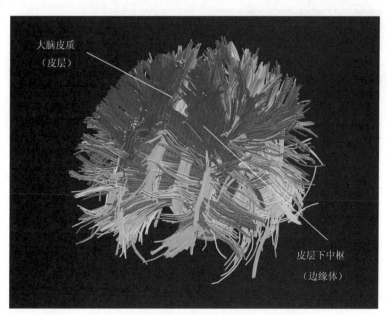

大脑皮质
（皮层）

皮层下中枢
（边缘体）

整个大脑白质的神经联结通路，图像清晰，色彩鲜明，可以看到神经纤维走向。

图五

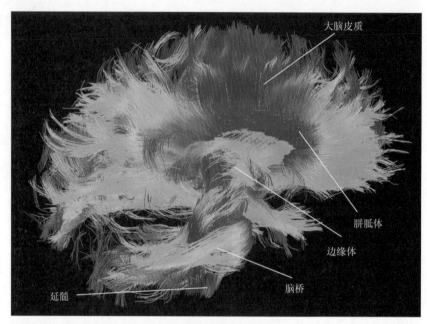

大脑皮质

胼胝体

边缘体

脑桥

延髓

用图4的研究方法取得的大脑半球内侧面白质神经纤维走向图。可看到大脑皮层神经纤维为"纵行"走向，胼胝体、边缘体，以至脑桥部分及延髓都清晰可见，而其神经纤维走向，又与大脑皮层完全不同，不同部位之间也各有特点。

图六

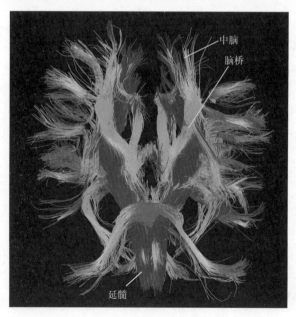

中脑

脑桥

延髓

用图4、图5的研究方法取得的大脑脑干，主要是中脑、脑桥、延髓的白质神经纤维走行方向及分布图。

（感谢作者无偿提供图片）